Ram Mundada
Abhilasha Betiwar

Gestão da classe II

Ram Mundada
Abhilasha Betiwar

Gestão da classe II

Uma abordagem clínica

ScienciaScripts

Imprint

Any brand names and product names mentioned in this book are subject to trademark, brand or patent protection and are trademarks or registered trademarks of their respective holders. The use of brand names, product names, common names, trade names, product descriptions etc. even without a particular marking in this work is in no way to be construed to mean that such names may be regarded as unrestricted in respect of trademark and brand protection legislation and could thus be used by anyone.

Cover image: www.ingimage.com

This book is a translation from the original published under ISBN 978-620-7-99609-4.

Publisher:
Sciencia Scripts
is a trademark of
Dodo Books Indian Ocean Ltd. and OmniScriptum S.R.L publishing group

120 High Road, East Finchley, London, N2 9ED, United Kingdom
Str. Armeneasca 28/1, office 1, Chisinau MD-2012, Republic of Moldova, Europe
Printed at: see last page
ISBN: 978-620-7-96418-5

Índice

INTRODUÇÃO

No ser humano, a morfogénese e o desenvolvimento da face é um dos processos mais complexos. O papel da natureza versus educação tem sido debatido desde há muito tempo.[1] Os defensores da teoria genética afirmam que os padrões de crescimento podem resultar da ativação e repressão de genes que regulam a atividade metabólica de células diferenciadas, enquanto os defensores das teorias epigenéticas acreditam que os factores de controlo do crescimento podem estar nas suturas, cartilagens ou matrizes funcionais que envolvem as estruturas craniofaciais. Outros acreditam que é a confluência da genética e de factores ambientais externos que, em última análise, determina o tamanho, a forma e a localização das estruturas craniofaciais.[1,2]

De acordo com o estudo dos gémeos monozigóticos ou dizigóticos, foi examinado o papel da hereditariedade no desenvolvimento da aparência fenotípica de cada um, que têm maior semelhança na aparência do que os indivíduos não aparentados. A questão sempre foi se e até que ponto o ambiente externo pode influenciar o tamanho, a forma e a direção de crescimento das estruturas craniofaciais geneticamente predispostas. Enquanto alguns estudos sugerem que a presença de má oclusão pode ser grandemente influenciada por factores ambientais, outros acreditam que a sua causa é multifatorial.[3] Apesar de ser referido que tanto as más oclusões de Classe II como as de Classe III podem ter uma forte tendência familiar.[4]

Uma má oclusão é um desalinhamento ou uma relação incorrecta entre os dentes das duas arcadas dentárias quando estes se aproximam um do outro à medida que os maxilares se fecham. O termo foi cunhado por Edward Angle, o "pai da ortodontia moderna".

Milhões de pessoas em todo o mundo sofrem de problemas oro-dentários, apesar de a maior parte deles poderem ser evitados. A má oclusão é um deles. A maloclusão não é uma doença, mas uma variação morfológica que pode ou não estar associada a uma condição patológica. A má oclusão ocupa o terceiro lugar entre as prioridades da saúde pública mundial em matéria de doenças dentárias, logo a seguir à cárie dentária e às doenças periodontais.[1,5]

A classificação da má oclusão feita por Angle na década de 1890 foi um passo importante no desenvolvimento da ortodontia, porque não só subdividiu os principais tipos de má oclusão, mas também incluiu a primeira definição clara e simples de oclusão normal na dentição natural.

O postulado de Angle era que os primeiros molares superiores eram a chave para a oclusão e que os molares superiores e inferiores deveriam estar relacionados de modo que a cúspide mesiovestibular do molar superior ocluísse no sulco vestibular do molar inferior. Se os dentes estivessem dispostos numa linha de oclusão suavemente curvada e esta relação molar existisse, então resultaria uma oclusão normal. Esta afirmação, que 100 anos de experiência provaram ser correta, exceto quando existem aberrações no tamanho dos dentes, simplificou brilhantemente a oclusão normal.

Angle descreveu então três classes de má oclusão, com base nas relações oclusais dos primeiros molares:

Classe I: Relação normal dos molares, mas linha de oclusão incorrecta devido a dentes mal posicionados, rotações ou outras causas

Classe II: Molar inferior posicionado distalmente em relação ao molar superior, linha de oclusão não especificada

Classe III: molar inferior posicionado mesialmente em relação ao molar superior linha de oclusão não especificada.

A classificação de Angle tem quatro classes: oclusão normal, má oclusão de Classe I, má oclusão de Classe II e má oclusão de Classe III. A oclusão normal e a má oclusão de Classe I partilham a mesma relação molar, mas diferem na disposição dos dentes relativamente à linha de oclusão. A linha de oclusão pode ou não estar correta na má oclusão de Classe II e de Classe III.[5]

A aparência facial tem uma implicação duradoura num indivíduo. Uma aparência dentária inaceitável tem sido frequentemente associada a um efeito negativo na autoimagem, na progressão na carreira e na aceitação pelo grupo de pares. Assim, a fim de evitar o impacto negativo das más oclusões, a identificação e as medidas corretivas em idade precoce devem ser mais importantes.[6]

A má oclusão de Classe II é um dos problemas mais comuns apresentados aos ortodontistas. Esqueleticamente, uma maxila prognata, uma mandíbula retrognata, ou uma combinação das duas, é uma possível etiologia para esta má oclusão. A definição original de má oclusão de Classe II de Angle foi baseada na relação sagital da arcada dentária da dentição permanente, baseada principalmente na posição original dos primeiros molares permanentes.

A má oclusão de Classe II, definida por Angle, apresentava uma relação molar distal bilateral e, com base na posição dos incisivos superiores, foi dividida em duas divisões: Divisão 1 e Divisão 2, com incisivos superiores proclinados e retroclinados, respetivamente. Os casos com relação molar distal unilateral foram classificados como Classe II (Divisão 1 ou 2) de subdivisão. Essa definição, ainda muito utilizada, limita-se apenas à relação sagital da arcada dentária, não levando em consideração as relações verticais e transversais da arcada dentária ou a relação mandíbula-base. Vários estudos na literatura relatam que a má oclusão de Classe II está mais comumente associada ao retrognatismo mandibular do que ao prognatismo maxilar. ,[15],[7]

As principais consequências diretas da má oclusão estão ligadas a uma aparência dentária e facial inestética, que conduz a uma má imagem social e a perturbações psicológicas. A qualidade de vida de uma pessoa pode ser ainda mais afetada devido ao comprometimento das funções da cavidade oral: mastigação, respiração e fala. Também pode ser afetada pela perda anormal de substância dentária, como por exemplo devido à atrição dos dentes. Formas graves de mordida cruzada posterior e mordida traumática profunda levam a uma redução da função da mandíbula e da capacidade mastigatória e, ocasionalmente, a problemas nas articulações temporomandibulares. As consequências indirectas da má oclusão estão relacionadas com a propensão para doenças periodontais e uma maior suscetibilidade à cárie dentária. A mordida traumática pode levar a traumas oclusais, enquanto a dentição apinhada está associada à propensão para a cárie dentária. Numa dentição espaçada, a falta de contactos proximais apertados entre os dentes leva a um comprometimento da função dos canais de escoamento, reduzindo a ação de limpeza natural dos alimentos na remoção da placa bacteriana e, por conseguinte, aumentando as probabilidades de cárie dentária e doença periodontal.[8]

A estética facial é uma das principais preocupações de muitos pacientes ortodônticos. Um perfil facial convexo com protrusão labial acentuada afecta frequentemente a saúde psicológica dos pacientes. Nestas circunstâncias, os principais objectivos do tratamento ortodôntico são a redução da proclinação dos incisivos superiores e a melhoria do perfil facial.[1,5]

O objetivo do tratamento ortodôntico varia de caso para caso, assim como os benefícios esperados, que devem ser obtidos tanto a curto como a longo prazo. Os benefícios percebidos e os benefícios mensuráveis são influenciados pela perceção que os pacientes e os pais têm da má oclusão, pelas razões motivacionais do paciente para se submeter ao tratamento, pela gravidade da má oclusão, pela complexidade da desfiguração e pelo seu impacto na saúde oral. A importância dos tratamentos ortodônticos é melhorar a estética, melhorar a função oral, melhorar a saúde da articulação temporomandibular e as doenças obstrutivas relacionadas com o problema.[6],[8]

Uma grande proporção de pacientes jovens submetidos a tratamento ortodôntico tem má oclusão de classe II. No entanto, os indivíduos com má oclusão de classe II podem diferir muito na morfologia dento-esquelética-facial e no padrão de crescimento. Consequentemente, não existe uma fórmula simples de um tratamento que sirva para todos. O estudo do padrão de crescimento de um paciente jovem pode permitir identificar se o paciente tem um crescimento fraco, médio ou bom, informação que deve ser um componente importante do plano de tratamento individual do paciente. Com base nessa informação, o clínico pode decidir se o paciente deve ser tratado com modificação do crescimento, tratamento de camuflagem ou cirurgia ortognática.[1],[5]

PERSPECTIVA HISTÓRICA

O tratamento ortodôntico da má oclusão de Classe II na última parte do século XIX limitava-se principalmente à retração dos dentes anteriores superiores para diminuir a sobressaliência excessiva. Em 1880, um dentista americano, Norman Kingsley, publicou uma descrição das técnicas de tratamento para tratar a protrusão. A principal técnica da época era a extração dos primeiros pré-molares superiores e a retração dos dentes anteriores superiores com forças extrabucais aplicadas com aparelhos extrabucais.[9] Um ortodontista americano, Calvin Case, continuou a aperfeiçoar esses métodos e os de extração dentária.[10] No início do século XX, no entanto, a extração de dentes caiu em desgraça sob a influência dominante de Edward Angle. Angle defendia a ideia de que os dentes não deviam ser extraídos durante o tratamento, mas sim mantidos por todos os meios possíveis. Isto levou-o a depender da expansão das arcadas dentárias apinhadas, para além da tração elástica intra-oral dos dentes anteriores do maxilar para os dentes posteriores da mandíbula, mais tarde designada por elásticos de Classe II, para a correção das más oclusões de Classe II.

No início do século XX, a Ortodontia era caracterizada por uma crença quase universal de que as forças aplicadas a uma face em crescimento poderiam alterar o resultado morfológico. Havia otimismo sobre a influência que o tratamento ortodôntico poderia ter no crescimento esquelético. Nos Estados Unidos, o principal aparelho para o tratamento ortopédico facial era o aparelho extrabucal, enquanto o aparelho funcional era o aparelho predominantemente utilizado na Europa. Embora os aparelhos funcionais continuassem a ser utilizados na Europa durante todo o século XX, o uso de aparelhos extrabucais nos Estados Unidos foi praticamente abandonado na década de 1920.

A eliminação do uso da força extrabucal pelos ortodontistas foi resultado, principalmente, da influência dominante de Angle, que acreditava que os aparelhos intrabucais, especificamente os elásticos da Classe II, eram tão eficazes quanto a força extrabucal para se obter uma correção esquelética favorável da Classe II. Ele estava confiante de que essa técnica resultava em correção esquelética e dentária do problema anteroposterior. De facto, ele estava convencido que os elásticos de Classe II produziam uma estimulação do crescimento mandibular assim como uma restrição no crescimento contínuo da maxila. Foi em grande parte devido a essa convicção de Angle, bem como a melhoria da adesão do paciente com elásticos de Classe II causada pela facilidade de uso e falta de visibilidade, que os ortodontistas descontinuaram o uso da força extra-oral na década de 1920. A influência de Angle na profissão ortodôntica nos Estados Unidos foi profunda, e passaria quase meio século antes que as extrações e a força extrabucal voltassem a ser uma parte bem aceita da prática clínica.

Após a década de 1920, houve um declínio no entusiasmo dos ortodontistas norte-americanos em relação às possibilidades de alterar a morfologia facial com forças ortopédicas. Ele atingiu seu nível mais baixo na década de 1950. Essa mudança foi, em grande parte, resultado da influência persuasiva de um dos alunos e sucessores de Angle, Alan Brodie, que acreditava que a face em crescimento não poderia ser significativamente alterada em relação à sua forma geneticamente predeterminada. Com esta atitude predominante, os ortodontistas sentiram que a sua única opção no tratamento de más oclusões causadas por discrepâncias esqueléticas era a camuflagem dentária ou a movimentação dos dentes dentro dos respetivos maxilares para a melhor oclusão possível, apesar da discrepância esquelética. Isso levou a uma aceitação renovada das extrações como necessárias no tratamento ortodôntico, porque a compensação dentária ortodôntica, ou camuflagem dentária, quase invariavelmente exigia a remoção de dentes. No caso de um problema esquelético de Classe II, isso geralmente obrigava o ortodontista a extrair os pré-molares superiores para dar espaço para a retração dos incisivos superiores para reduzir o overjet. Tornou-se mais comum a extração de pré-molares inferiores para fornecer espaço suficiente na arcada mandibular para protrair os molares inferiores para uma relação normal de Classe I. Dois eventos cruciais completaram a reintrodução das extrações nos consultórios ortodônticos dos EUA - a morte de Edward Angle e a influência de um de seus alunos de ortodontia, Charles Tweed.

Tweed[11] tinha ficado desanimado com a prevalência de recidivas em muitos dos seus pacientes tratados, pelo que decidiu contrariar a sabedoria convencional e retirar um grupo desses casos com extracções. As suas descobertas de que os resultados eram mais estáveis tiveram um enorme impacto sobre os ortodontistas na década de 1940. Nessa mesma época, o cefalostato lateral padronizado, uma invenção que havia recebido pouca atenção desde a sua criação em 1931, começou a ser utilizado para avaliar o crescimento e a influência do tratamento na forma facial e na oclusão. No início, as avaliações cefalométricas longitudinais pareciam confirmar a crença predominante da época de que mudanças esqueléticas significativas não eram possíveis com o tratamento ortopédico facial. Esse era o caso porque as forças intra-orais usando elásticos de Classe II eram o único tratamento usado para a correção da Classe II devido à influência duradoura de Angle e à tradição clínica do meio século anterior.

Foi necessária a inovação do ortodontista americano Silas Kloehn,[12] , para reintroduzir a força extrabucal na forma do aparelho extrabucal cervical para o tratamento das relações esqueléticas da Classe II. Assim como os filmes cefalométricos laterais longitudinais foram usados como evidência para refutar a suposição de que os elásticos de Classe II produziam uma correção esquelética, foi um tanto paradoxal que Kloehn tenha usado essa mesma técnica radiográfica para demonstrar que a força extrabucal produzia mudanças esqueléticas positivas, bem como mudanças dentoalveolares na correção de problemas esqueléticos de Classe II. Foi necessário mais de meio século para que o pêndulo voltasse a oscilar a favor do tratamento ortopédico dentofacial extra-oral.

Entretanto, a ortodontia europeia tomou um rumo diferente da americana durante a primeira metade do século XX. O tratamento europeu enfatizou os aparelhos removíveis em vez dos fixos, e a confiança nos efeitos esqueléticos do tratamento ortopédico facial perdurou por todo o século. Vários fatores afetaram essa circunstância. A comunicação através do Atlântico era limitada dentro da profissão ortodôntica, e a rutura das duas guerras mundiais isolou ainda mais os ortodontistas europeus e americanos uns dos outros. A escassez de metais preciosos e o desenvolvimento de sistemas de previdência social podem ter sido fatores adicionais importantes na dependência europeia de aparelhos removíveis.

Foi somente na década de 1960 que os caminhos separados seguidos pelos ortodontistas americanos e europeus começaram a convergir. Associações profissionais e pessoais entre ortodontistas do outro lado do Atlântico floresceram, trazendo aparelhos funcionais para os Estados Unidos e aparelhos fixos e aparelhos extrabucais para a Europa. Desde então, tem havido grandes melhorias na interação, colaboração e cooperação entre ortodontistas de todo o mundo, através da formação contínua, reuniões internacionais, investigação em colaboração e publicações. Isto levou a uma especialidade muito menos provinciana e mais interactiva e produtiva, proporcionando um clima mais recetivo a diversas abordagens de tratamento ortodôntico.

Para além da modificação do crescimento, as técnicas cirúrgicas ortognáticas têm sido um complemento importante no tratamento das más oclusões esqueléticas de Classe II. Estas técnicas foram originalmente desenvolvidas na Europa e foram mais avançadas nos Estados Unidos durante as décadas de 1960 e 1970. Atualmente, estão disponíveis métodos cirúrgicos que permitem o tratamento do problema esquelético na verdadeira origem do problema, corrigindo a discrepância ou desproporção específica da mandíbula.

MODALIDADE DE TRATAMENTO

Sabe-se que o protocolo de tratamento e a gravidade da má oclusão podem influenciar os resultados, a duração e, consequentemente, a eficiência do tratamento ortodôntico.

Como a severidade da má oclusão é uma caraterística inerente que não pode ser controlada, esforços têm sido feitos para avaliar a influência do protocolo de tratamento na eficiência do tratamento ortodôntico.

A eficiência é definida como a capacidade de produzir os melhores resultados com o menor dispêndio de tempo.

O planeamento do tratamento é melhor realizado de forma metódica, resistindo à tentação de conceber uma estratégia mecânica até que os objectivos precisos da terapia sejam compreendidos.

Planeamento do tratamento das más oclusões de Classe II - Steven Lindauer[15]

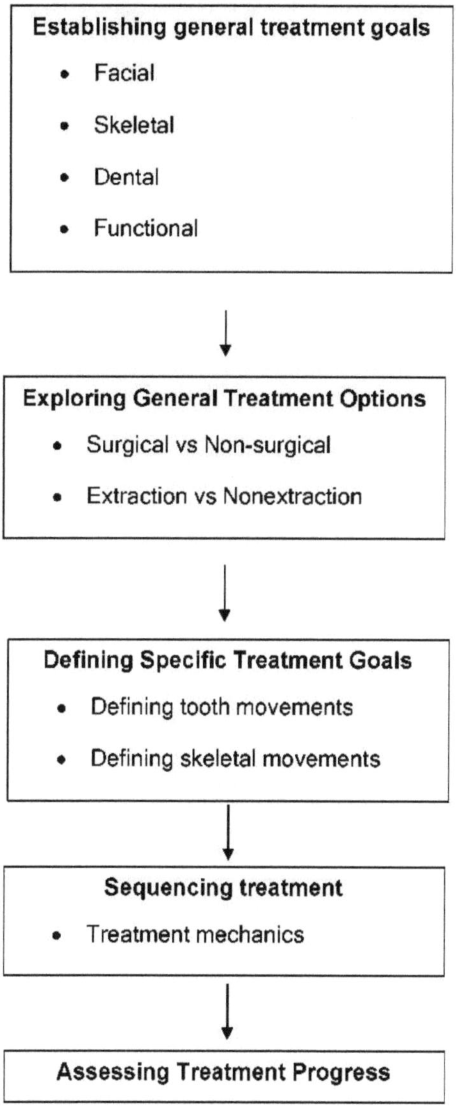

Establishing general treatment goals
• Facial
• Skeletal
• Dental
• Functional

$\downarrow$

Exploring General Treatment Options
• Surgical vs Non-surgical
• Extraction vs Nonextraction

$\downarrow$

Defining Specific Treatment Goals
• Defining tooth movements
• Defining skeletal movements

$\downarrow$

Sequencing treatment
• Treatment mechanics

$\downarrow$

Assessing Treatment Progress

Objectivos de tratamento de Salzmann (1966) para a má oclusão de

Classe II[16] :

1.   Relação molar normal correta

2.   Alinhar os dentes na arcada mandibular

3.   Estabelecer e manter o comprimento da arcada dentária
mandibular

4.   Nivelar o plano oclusal dos dentes no arco mandibular

5.   Alinhar os dentes na arcada maxilar

6.   Linha de oclusão correta (curva de Spee)

7.   Estabelecer a relação normal dos dentes incisivos

8.   Estabelecer uma relação mandibular e maxilar normal em relação
cêntrica e oclusão cêntrica

9.   Eliminar as interferências de excursão mandibular devido a
interferências oclusais

10.   Estabelecer a função normal.

Existem várias estratégias de tratamento disponíveis para lidar com diferentes tipos de situações de Classe II. A abordagem do tratamento para cada caso deve ser individualizada.

De acordo com **Moyer (1988)**, estes são

•   Movimento dos dentes e do processo alveolar,

- Orientação da erupção e do desenvolvimento alveolar

- Restrição diferencial e controlo do crescimento do esqueleto

- Promoção diferencial do crescimento do esqueleto

- Tradução de peças durante o crescimento

- Treino dos músculos

- Correcções cirúrgicas

Karad (2010)[17] agrupou estes casos numa das seguintes categorias:

1. Maloclusões dentoalveolares de Classe II

2. Classe funcional II com mordida forçada distal

3. Classe esquelética II com prognatismo maxilar

4. Classe esquelética II com prognatismo e anteinclinação do maxilar

5. Classe esquelética II com mandíbula retrognática

Janson et al 2009[18] resumiram as diferentes opções de tratamento para os casos de Classe II da seguinte forma:

Bishara (2001)[19] enumera as opções de tratamento como:

➢ **Má oclusão de classe II dentária**

- Abordagem sem extração

- Abordagem de extração

> **Má oclusão esquelética de Classe II**

- Modificação do crescimento

- Camuflagem com ou sem extracções dentárias

- Cirurgia ortognática

Na criança em crescimento, as três **opções** podem ser possíveis, enquanto **no adulto, apenas as duas últimas são possíveis.**

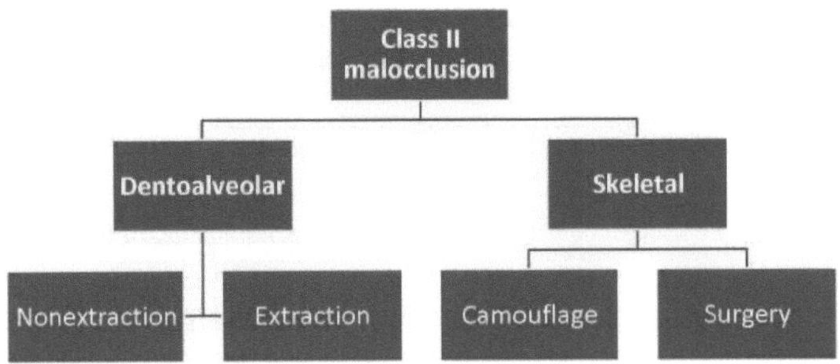

> <u>**Tratamento da má oclusão dentoalveolar de Classe II**</u>

A) **Tratamento sem extração:**

1) Expansão do arco maxilar

2) Modalidade de distalização de molares

3) Aparelhos funcionais fixos

4) Tração interarcos / elásticos de classe II

B) Tratamento de extração

- ✓ Normalmente, os 1st pré-molares superiores são extraídos para correção do overjet e da proclinação.

- ✓ Os 1st pré-molares superiores e os 2nd pré-molares inferiores podem ser extraídos para facilitar a correção da relação molar da Classe II para a Classe I

> **Tratamento da má oclusão esquelética de Classe II**

Em indivíduos que não crescem, a correção da má oclusão esquelética de Classe II depende do grau de gravidade da má relação esquelética.

1) Camuflagem dentária com extracções

- Para uma gravidade ligeira a moderada da má relação esquelética

- O objetivo da camuflagem dentária é disfarçar a relação esquelética inaceitável através do reposicionamento ortodôntico dos dentes nos maxilares, de modo a obter uma oclusão dentária aceitável e uma aparência facial estética.

2) Cirurgia ortognática

- Para malformações esqueléticas moderadas a graves

- Se existir uma discrepância ou deformidade esquelética, o reposicionamento cirúrgico das estruturas ósseas em falta permite uma oclusão funcional ideal e um equilíbrio facial estético.

MÁ OCLUSÃO ESQUELÉTICA DE CLASSE II

No tratamento da má oclusão de classe II, é muito importante que o clínico seja capaz de diferenciar entre problemas ortodônticos dentários, causados por dentes mal posicionados em maxilares bem proporcionados, e problemas ortodônticos esqueléticos, causados por uma desproporção no tamanho ou na posição dos maxilares. Embora seja mais apropriado que o ortodontista trate os problemas esqueléticos, o dentista geral deve ter um bom conhecimento das diferentes alternativas de tratamento. Essencialmente, existem três alternativas para o tratamento de qualquer problema esquelético:

- **Modificação do crescimento,**
- **Camuflagem dentária, e**
- **Cirurgia ortognática.**

Na criança em crescimento, os três podem ser possíveis, ao passo que no adulto, apenas os dois últimos são opções.

O padrão de crescimento da Classe II esquelética tem uma combinação de crescimento mandibular para a frente deficiente e crescimento maxilar excessivo, que é mais provável que seja para baixo do que para a frente. Para os doentes em crescimento, a estimulação do crescimento mandibular para a frente ou a contenção do crescimento maxilar em ambas as direcções seria o tratamento ideal.

Em alternativa, se a aparência facial for aceitável, exceto no que diz respeito aos incisivos superiores salientes, podem ser aceites relações esqueléticas de Classe II ligeiras ou moderadas e os dentes podem ser movidos com ou sem extração para se encaixarem. Esta é uma solução mais frequentemente escolhida em pacientes adolescentes ou pós-adolescentes de crescimento lento ou não.

No início do século XX, houve uma evolução da estratégia de tratamento de modificação da classe II, mas nessa altura era dado como certo que a pressão contra a face em crescimento poderia alterar a forma como esta crescia. A força extra-oral sobre a maxila (aparelho extrabucal) foi utilizada pelos ortodontistas americanos pioneiros, que a consideraram razoavelmente eficaz. Esse método de tratamento foi posteriormente abandonado, não porque não funcionasse, mas porque Angle e seus contemporâneos pensavam que os elásticos de Classe II (dos molares inferiores aos incisivos superiores) fariam a mandíbula crescer para frente e que isso produziria uma correção mais fácil e melhor. Se os elásticos intrabucais pudessem produzir uma verdadeira estimulação do crescimento mandibular e, ao mesmo tempo, restringir a maxila, não haveria necessidade de pedir ao paciente para usar um aparelho extrabucal, nem haveria qualquer razão para iniciar o tratamento até que os dentes permanentes estivessem disponíveis.

Com os avanços na análise cefalométrica, ficou claro que os elásticos interarcos corrigiam a má oclusão de Classe II muito mais deslocando os dentes mandibulares mesialmente do que estimulando o crescimento mandibular. Mesmo que a falta de mudança desejada nas relações da mandíbula seja ignorada, corrigir um problema esquelético de Classe II dessa forma é indesejável porque os incisivos inferiores protrusos tendem a se verticalizar após o tratamento, e então o apinhamento dos incisivos inferiores e o overjet retornam. Por este motivo, estes métodos, e com eles a ideia de estimulação do crescimento mandibular, caíram em descrédito nos Estados Unidos.

O objetivo da modificação do crescimento é alterar as relações esqueléticas inaceitáveis, modificando o crescimento facial remanescente do doente para alterar favoravelmente o tamanho ou a posição dos maxilares. Certamente, seria ideal tratar com sucesso todos os problemas esqueléticos da Classe II com a modificação do crescimento, pois isso evitaria a necessidade de extrações dentárias ou cirurgia. Infelizmente, o paciente pode não estar disposto a usar um aparelho ortopédico, ter muito pouco crescimento facial favorável remanescente, ou o problema esquelético pode ser muito grave para o ortodontista tratar com um resultado aceitável. É com estas potenciais limitações em mente que o ortodontista deve selecionar a melhor alternativa de tratamento.

Basicamente, são utilizados três tipos de aparelhos ortodônticos para modificar o crescimento de problemas esqueléticos de Classe II[13] :

1. Aparelhos de força extra-orais,

2. Aparelhos funcionais

1. MODIFICAÇÃO DO CRESCIMENTO

A. Aparelhos de força extra-orais

Modo de ação e objectivos do tratamento com arneses

Um aparelho extrabucal destinado a ser utilizado na modificação do crescimento é concebido para exercer uma força ortopédica extrabucal adequada para comprimir as suturas maxilares, modificando o padrão de aposição óssea nesses locais. Embora as forças ortopédicas extra-orais posteriores e superiores tenham como principal objetivo inibir o desenvolvimento anterior e inferior do maxilar, também inibem a erupção mesial e oclusal dos dentes posteriores do maxilar.

O objetivo do tratamento é que esta restrição do crescimento maxilar ocorra enquanto a mandíbula continua a crescer para a frente numa quantidade adequada para "apanhar" a maxila. As forças têm de ser de magnitude suficiente, aplicadas numa direção apropriada e aplicadas durante um período de tempo adequado, durante um período de crescimento mandibular ativo, para que haja um prognóstico positivo do tratamento.

Embora o aparelho extrabucal possa ser um dispositivo eficaz no tratamento de uma variedade de problemas de Classe II, a indicação mais ideal para o uso da força extrabucal na correção das más oclusões esqueléticas de Classe II é o excesso anteroposterior da maxila. Como o aparelho extrabucal tem a finalidade de restringir o crescimento anterior e inferior da maxila, enquanto o crescimento em outras áreas progride, o excesso anteroposterior da maxila (protrusão maxilar) parece ser o problema esquelético mais adequado para ser tratado dessa forma. Outra indicação ideal para o tratamento com aparelho extrabucal acompanhando o excesso maxilar seria a morfologia esquelética e dentária mandibular normal, pois a força extrabucal influenciaria minimamente essas caraterísticas. Finalmente, a circunstância ideal para o uso do aparelho extrabucal deve ser aquela em que há um crescimento mandibular ativo e contínuo, deslocando a mandíbula principalmente para frente, em vez de para baixo.

Tipos de arneses

O arnês é um termo comum para um aparelho utilizado para aplicar uma força extra-oral dirigida posteriormente ao maxilar. Cada cabeça é constituída por um dispositivo metálico fixado extra-oralmente a um acessório occipital ou cervical e intra-oralmente a um aparelho fixado aos dentes.

Existem essencialmente dois tipos de arnês disponíveis para aplicar força oral adicional ao maxilar:

O arco facial (fig. 4)

O arnês de gancho em J (fig. 4.1)

O primeiro e mais comum tipo de aparelho extrabucal é o facebow, que é uma estrutura de arame de grande calibre que consiste num arco exterior para a fixação extra-oral soldado a um arco interior que se fixa intra-oralmente em tubos ligados às bandas E do primeiro molar permanente superior. Este é o mais versátil dos dois tipos de aparelhos extrabucais, pois pode ser usado com um aparelho fixo ou removível no maxilar. O aparelho fixo pode ser tão simples como a colocação de bandas nos primeiros molares permanentes superiores ou pode incluir a colocação de bandas ou a colagem da restante dentição.

Um aparelho removível pode ser uma alternativa possível, desde que haja volume suficiente de acrílico para evitar o deslocamento dos tubos que servem de fixação intra-oral. Como o ponto de fixação intra-oral geralmente está localizado nas bandas dos primeiros molares permanentes superiores, geralmente é o centro de resistência do molar que é considerado ao determinar a direção ou o vetor da força. Se o arco facial for fixado a um aparelho removível, o centro de resistência fica mais à frente, entre os dentes maxilares anteriores e posteriores.[5,14]

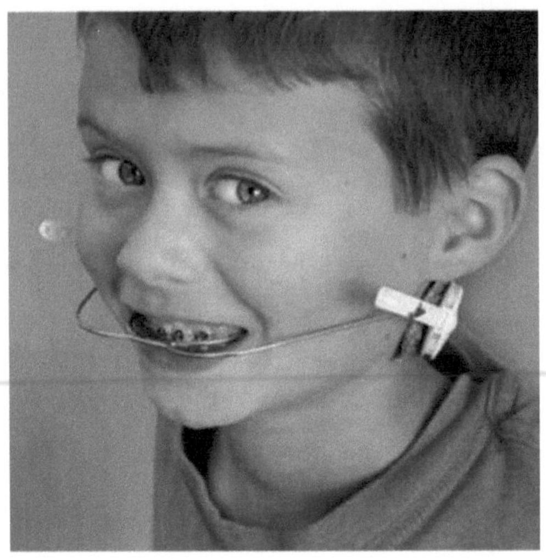

(fig. 4)

O segundo tipo de arnês, normalmente designado por arnês de gancho em J, consiste em dois arames curvos separados, de grande calibre, que são formados nas suas extremidades por pequenos ganchos, ambos ligados diretamente à parte anterior do arnês do arco maxilar.

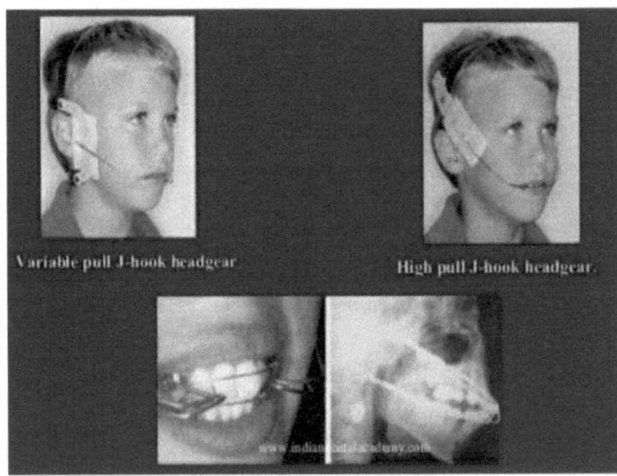

(fig. 4.1)

Este tipo de aparelho é mais utilizado para retração de caninos ou incisivos do que para fins ortopédicos. O aparelho extrabucal com gancho em J só pode ser utilizado com um aparelho fixo maxilar com um fio de arco contínuo. É preferível que todos os dentes maxilares sejam incorporados no aparelho fixo, mas um requisito mínimo é a inclusão dos primeiros molares e incisivos superiores.

O ponto de fixação intra-oral é diretamente no fio do arco maxilar, que normalmente está ligado a todos os dentes maxilares. Como resultado, o centro de resistência tem de ser considerado semelhante à circunstância com o arco facial ligado a um aparelho removível, ou seja, com o ponto médio entre os dentes maxilares mais anteriores e posteriores).

Existem dois tipos básicos de acessórios extra-orais que fornecem ancoragem para o arnês (fig. 4.2). O primeiro é o acessório cervical ou cinta de pescoço.

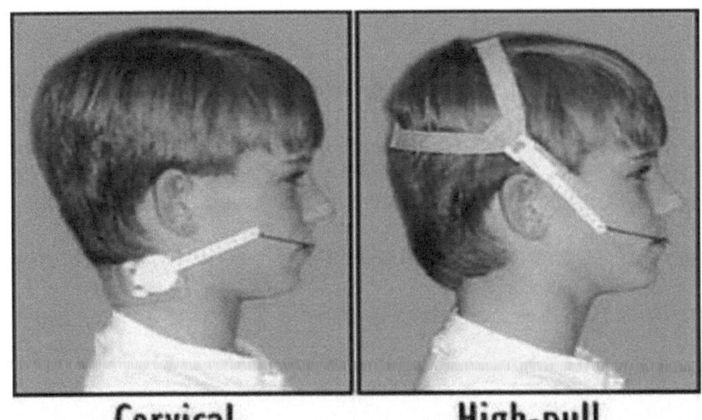

(fig. 4.2)

Uma vez que o ponto de fixação se encontra normalmente abaixo do plano oclusal, a força extra-oral é dirigida tanto inferior como posteriormente. Este vetor de força pode ajudar a correção ântero-posterior mas pode amplificar os problemas de excesso maxilar vertical. Com o facebow, a fixação cervical cria uma força extrusiva e distal para os molares superiores, enquanto que esta mesma fixação a um gancho em J promove a extrusão e retração dos incisivos superiores.

Estes efeitos extrusivos são geralmente contraproducentes para o tratamento de problemas esqueléticos da Classe II, porque também resultam na rotação para trás da mandíbula. Portanto, a cinta cervical só deve ser considerada para indivíduos com planos mandibulares e oclusais planos (mais próximos da horizontal verdadeira), nos quais se deseja um aumento da dimensão vertical facial. Esta força extrusiva é minimizada se, em alguns casos, a fixação no pescoço fornecer um vetor de força horizontal que é dirigido através do centro de resistência dos molares superiores.

O segundo tipo de ancoragem extra-oral para um aparelho extrabucal é o acessório occipital ou a tampa da cabeça. Com o ponto de fixação bem acima do plano oclusal, a força extra-oral é direcionada superiormente e posteriormente. Esta fixação elevada permite a criação de um vetor de força que contribui para a correção não só do excesso maxilar antero-posterior, mas também do excesso maxilar vertical.

O ângulo mais elevado do vetor de força criado resulta numa força distal e intrusiva para os molares maxilares. Quando o acessório occipital é utilizado com um gancho em J, o vetor de força está mais para a frente, de modo que tende a ter uma força intrusiva para os incisivos superiores e pode ter uma força extrusiva indireta para os molares superiores como resultado da inclinação do plano oclusal.

É possível utilizar uma combinação dos encaixes cervical e occipital, designada por dispositivo de cabeça combinado, para distribuir a força externa por mais faces de superfície e para proporcionar um meio conveniente de modificar a direção do vetor de força. Se as forças forem iguais para cada acessório, o vetor de força resultante está normalmente acima do plano oclusal, mas é inferior ao vetor criado apenas com o acessório occipital.

A vantagem de um arnês combinado é a facilidade com que o vetor de força pode ser modificado e o maior conforto proporcionado pela maior distribuição de força. A desvantagem é que aumenta o número de peças que o doente tem de usar, gerir e possivelmente perder. Assim, a cooperação torna-se mais difícil.[19]

Seleção da magnitude, duração, direção e momento da força extra-oral

A magnitude da força ortodôntica utilizada para movimentar um dente geralmente varia entre 15 e 400g, dependendo do tamanho do dente ou, mais especificamente, da área de superfície do ligamento periodontal e do tipo de movimentação dentária. A baixa magnitude da força ortodôntica, tão leve quanto 10 a 15 g (menos de meia onça) por dente anterior, pode criar o movimento dentário mais eficiente, causar a menor morbidade para os dentes e o periodonto, e proporcionar o menor desconforto para o paciente. Mesmo os movimentos dentários que requerem a maior força geralmente não excedem 150 g por dente

Uma força superior a 300g por dente anterior parece ultrapassar o limiar para a movimentação dentária. Forças ortodônticas leves, no entanto, não são eficazes para fins ortopédicos faciais para modificar o crescimento esquelético. A força extrabucal deve ser de magnitude muito maior, na faixa de 400 a 600 g (1 a 1 1/2 libras) por lado para uma força de 800 a 1200 g (2 a 3 libras), para maximizar o potencial de alteração esquelética e minimizar a alteração dentária.[5,14]

A duração da força ortodôntica que move os dentes de forma mais eficaz é de natureza contínua.[20] Muito esforço tem sido feito no desenvolvimento de materiais ortodônticos que aplicam uma força que decai tão lentamente quanto possível ao longo do tempo. Isto tem um benefício prático adicional para o ortodontista, na medida em que o paciente não precisa de ser consultado com tanta frequência para reaplicar a força ideal. Em contraste com o movimento dentário ortodôntico, as forças intermitentes de 12 a 16 horas de duração parecem ser eficazes para as alterações ortopédicas faciais.[21]

Não se deve deduzir que as suturas respondem melhor a uma força intermitente. De facto, faz sentido, do ponto de vista biológico, que uma força contínua as afecte mais. No entanto, como o aparelho extrabucal é suportado pelos dentes, uma força intermitente minimiza o movimento dos dentes e, ao mesmo tempo, permite a mudança do esqueleto. De facto, se o arnês for usado mais de 16 horas por dia com níveis de força inferiores a cerca de 400 g ou 1 libra, ocorrerá um menor efeito esquelético e um maior movimento dentário. O uso intermitente do arnês é outro benefício prático para o tratamento de problemas esqueléticos porque poucas crianças estão dispostas a usar um arnês a tempo inteiro.

A força ortopédica extra-oral deve ser aplicada na direção apropriada para ter um efeito esquelético máximo. A direção ou o vetor da força podem ser alterados por vários meios. A fixação extra-oral, como mencionado anteriormente, pode ser cervical ou occipital para estabelecer um ângulo baixo ou alto do vetor de força, respetivamente. Se for utilizada uma combinação de fixação extra-oral, a magnitude da força pode ser aumentada na fixação occipital ou diminuída na fixação cervical para aumentar o ângulo do vetor de força superiormente. Finalmente, o arco exterior do arco facial pode ser encurtado ou elevado, ou ambos, verticalmente para produzir um vetor de força mais superior.

A, Alteração da altura do arco exterior.

B, Alteração do comprimento do arco exterior. Aumentar ou encurtar o arco exterior desloca o vetor de força superiormente, enquanto que baixar ou alongar o arco exterior desloca o vetor de força inferiormente.

Embora uma força superior e posterior através do centro de resistência pareça ser a direção mais apropriada para afetar as suturas maxilares, pode ser necessária alguma modificação do ângulo deste vetor de força em situações específicas. Como mencionado anteriormente, a força ortopédica extra-oral com uma fixação cervical pode ter um vetor de força que se encontra abaixo do centro de resistência dos molares superiores, o que resulta no movimento distal das coroas dos molares, bem como na extrusão dos molares. Embora o movimento distal esteja na direção que favorece a correção global da Classe II, a extrusão não está porque abre a mordida rodando a mandíbula para baixo e para trás.

Felizmente, a força típica do aparelho extrabucal occipital sobre os molares superiores é intrusiva e distal, minimizando sua erupção natural anterior e inferiormente. Como o período mais ativo de todos é o início da vida, antes da erupção dos dentes permanentes, pode-se pensar que esse seria o momento ideal. Embora uma modificação dramática do crescimento esquelético possa ser alcançada rapidamente em crianças pequenas, a expressão renovada do padrão de crescimento original após o tratamento pode anular parte das correcções sem qualquer efeito permanente a longo prazo no padrão de crescimento esquelético original.[22]

O segundo período mais ativo de crescimento facial é durante o surto de crescimento pubertário no início da adolescência, quando as alterações esqueléticas alcançadas com o tratamento da Classe II são muito mais resistentes à recidiva, provavelmente devido ao crescimento maxilar mínimo e ao crescimento mandibular residual que muitas vezes permanece nesta fase de crescimento. Infelizmente, o surto de crescimento pubertário facial não ocorre em todos os pacientes e não é previsível com precisão quanto ao seu momento, magnitude, direção ou duração. Outro risco de iniciar o tratamento durante o surto de crescimento pubertário é o facto de a sua ocorrência coincidir com o período física e emocionalmente lábil da adolescência, o que muitas vezes limita a adesão do doente ao uso do aparelho extrabucal.

É por essas razões que o ortodontista pode optar por fazer com que o paciente inicie o uso do aparelho extrabucal ainda na dentição mista. É uma sorte que os dentes permanentes, com exceção dos primeiros molares superiores, não sejam necessários para o suporte do aparelho. Uma nota final sobre o momento ideal para a aplicação da força extra-oral é o reconhecimento de que o aumento da libertação da hormona do crescimento e de outros factores endócrinos que promovem o crescimento ocorre mais durante a noite do que durante o dia e está associado ao início do sono.[23] Uma vez que o entardecer e a noite são normalmente as únicas alturas em que se pode esperar que um adolescente use um aparelho extrabucal, estes fenómenos noturnos têm benefícios biológicos para estes doentes.

Embora exista uma melhor compreensão da magnitude, duração, direção e momento da aplicação da força que é mais eficaz na obtenção de alterações esqueléticas, existem algumas limitações práticas na prática clínica ortodôntica. Os dentes maxilares são o único meio atual de aplicação de forças ortopédicas nas suturas maxilares. Como a parte intraoral do aparelho é suportada pelos dentes, não é realista supor que se possa direcionar forças para as suturas maxilares sem que essas forças afetem a posição dos dentes. Apesar do uso de forças pesadas e intermitentes, é inevitável que ocorra um movimento dentário significativo.

Outra limitação que é muito familiar para os ortodontistas é a dependência da adesão do paciente ao uso e cuidados com o aparelho extrabucal para o sucesso do tratamento. Os aparelhos extrabucais, por definição, são aparelhos removíveis e só podem ser eficazes quando são usados. Finalmente, uma limitação importante é a dependência de uma quantidade e direção adequadas do crescimento mandibular para o sucesso do tratamento. Tornou-se claro que não se pode necessariamente ter certeza disso, mesmo que o momento do tratamento coincida com o surto de crescimento puberal.[24]

Em resumo, a aplicação de força extrabucal mais eficaz para o tratamento da Classe II esquelética é com um arco facial preso a um acessório occipital usando uma força pesada (400 a 600 g por lado) aplicada por 12 a 16 horas diárias (tarde e noite). O vetor de força deve ser dirigido superiormente e posteriormente através ou acima do centro de resistência dos molares superiores. Finalmente, o tratamento deve ocorrer durante o crescimento ativo.

Procedimentos clínicos para a utilização de arneses

Preparação da dentição para os aparelhos extrabucais Se o aparelho extrabucal que está a ser utilizado é um aparelho que é fixado intra-oralmente aos primeiros molares permanentes superiores, normalmente a única preparação da dentição é a colocação e cimentação de bandas com tubos de aparelhos extrabucais nestes molares. É comum haver algum grau de rotação mesiolingual dos primeiros molares superiores se a oclusão desses dentes com os primeiros molares inferiores for uma relação de Classe II. Ocasionalmente, essa rotação é severa, tornando impossível a inserção do arco interno. Nesta situação, é necessário um curto período de tratamento ortodôntico, geralmente com um arco transpalatino ativo para rodar os primeiros molares superiores de modo a permitir a inserção do arco facial, antes de entregar o aparelho extrabucal.

Quando o aparelho extrabucal é fixado intra-oralmente a uma tala acrílica removível ou a um aparelho funcional, os tubos do aparelho extrabucal são incorporados diretamente no acrílico, oclusal aos pré-molares superiores. Este local de fixação se aproxima do vetor de força através do centro de resistência da maxila. Nestas circunstâncias, não é necessária nenhuma preparação especial da dentição, embora sejam necessários moldes precisos e um registo de mordida para fabricar a parte acrílica do aparelho.

O aparelho extrabucal J-hook só pode ser colocado após a colagem dos incisivos maxilares e dos molares superiores. Recomenda-se que se considere a colagem completa de todos os dentes maxilares para proporcionar um aparelho mais estável, evitando distorções ou quebras. A colocação do aparelho extrabucal J-hook requer muito mais preparação dos dentes do que o facebow. Recomenda-se o uso de um fio de arco com rigidez adequada para suportar as forças ortopédicas, como o aço inoxidável de 0,017" x 0,025" com slot de 0,018" ou o aço inoxidável de 0,018" x 0,025" com slot de 0,022". Por este motivo, é necessário um período de tempo, muitas vezes com a duração de vários meses, para alinhar e nivelar os dentes ligados ao fio da arcada, de modo a permitir a colocação do fio mais rígido antes da entrega do arnês.

Fabrico e entrega de arneses

O arco facial deve ser selecionado e ajustado de modo a permitir um afastamento adequado do arco interno em relação aos dentes maxilares e posicionado de modo a repousar confortavelmente

entre os lábios em repouso. A expansão do arco interno é normalmente necessária para ajudar a facilitar a correção da arcada maxilar apertada que é típica de uma má oclusão de Classe II. O arco externo é ajustado para se adaptar às bochechas. A seleção da fixação occipital ou cervical, em combinação com o comprimento e a altura do arco exterior, dita a direção final da força. Recomenda-se um mecanismo de libertação para evitar que o arco facial ou os fios do gancho em J saltem para trás e firam os olhos ou a face do doente, se for afastado da face enquanto ainda estiver ligado ao acessório. Os ajustes finais, que modificam a magnitude ou a direção da força, devem ser efectuados com o doente numa posição vertical, sentado ou de pé.

Quando o clínico estiver satisfeito com os ajustes finais, é melhor demonstrar a colocação e remoção do aparelho extrabucal para o paciente com um dos pais presentes. Isso permite que tanto a criança quanto os pais entendam como manipular o aparelho de forma segura e eficiente, pois geralmente é necessário que a criança tenha alguma assistência durante a primeira semana de uso.

O dentista demonstra como inserir e remover cuidadosamente o arco facial sem aplicar forças verticais com as extremidades distais do arco interno nos tubos do aparelho extrabucal que promovem o afrouxamento das bandas molares. De forma semelhante, os fios do gancho em J têm de ser inseridos e removidos sem aplicar uma força no fio do arco que o possa deformar ou descolar os brackets. É mostrado ao paciente como conectar e desconectar com segurança a fixação do arnês ao arco facial, com uma explicação e demonstração do mecanismo de libertação de segurança. A criança é então autorizada a colocar e remover o aparelho até que os pais e a criança estejam confiantes com o processo.

Deve ser assegurado que os componentes do arnês estão a ser corretamente posicionados, de modo a evitar uma utilização incorrecta. Por último, são dadas instruções para uma utilização segura e para evitar o uso durante a maioria dos desportos e outras actividades físicas em que a criança possa ser vulnerável a golpes na cara.

O uso ótimo de 12 a 16 horas por dia é mais bem conseguido através do uso consistente pela criança enquanto está em casa, o que normalmente inclui as noites e enquanto dorme.[14]

Gestão do tratamento com arneses

É necessário um período de adaptação da criança ao uso do arnês. O doente deve ser avisado de que é de esperar alguma dor durante a primeira ou segunda semana de uso, enquanto os dentes e o osso de suporte se adaptam à força. O desconforto seria intolerável se a criança usasse o aparelho com a força ortopédica e a duração esperadas desde o início. Para evitar esse desconforto e facilitar a adaptação ao aparelho, uma das duas estratégias pode ser utilizada. A duração inicial ou a magnitude da força podem ser minimizadas e aumentadas gradualmente até que os níveis ideais sejam alcançados nas primeiras 2 semanas.

A próxima visita programada do doente ao consultório não deve ocorrer mais de 2 semanas após a entrega do aparelho extrabucal para verificar se o doente está a lidar bem com o aparelho e se está a manter uma higiene oral adequada. É especialmente importante, durante este período inicial de aclimatação, que o doente e os pais sejam encorajados a contactar o dentista se houver alguma dificuldade que impeça o uso planeado do arnês. A segunda consulta após a entrega inicial deve ser, o mais tardar, no prazo de 1 mês, para confirmar que o doente continua a sentir-se bem. As visitas mais frequentes ao consultório durante este período proporcionam ao dentista mais oportunidades para monitorizar o cumprimento das regras, bem como para reforçar o doente quando este cumpre as regras.

Há uma série de indicadores que ajudam o dentista a avaliar a conformidade do uso do aparelho extrabucal. Os mais fiáveis incluem a facilidade com que o doente consegue colocar e retirar o aparelho e a mobilidade dos primeiros molares superiores quando é utilizado um arco facial. Após os primeiros meses de uso, haverá outros indicadores, incluindo sinais de desgaste nos componentes de fixação extra-orais e cálculo no arco facial. Em última análise, a melhoria antero-posterior da oclusão, incluindo uma oclusão vestibular de Classe II menos severa e uma diminuição do overjet, é a indicação mais desejável de um bom uso do aparelho extrabucal. Quando o dentista estiver confiante de que o paciente se adaptou bem ao aparelho e o está a usar consistentemente, o intervalo entre as visitas ao consultório para monitorizar o progresso pode ser aumentado para um intervalo de 6 a 8 semanas.

Em cada consulta, é importante que os doentes tragam o arnês para inspeção e possível ajustamento. Normalmente, a magnitude da força diminui após a colocação inicial do arnês, porque o tecido de fixação occipital ou cervical estica e adapta-se à cabeça ou ao pescoço do doente após a utilização inicial. Isto pode exigir o aumento da força, bem como o ajuste do arco facial para restabelecer a magnitude e a direção adequadas da força. Em cada consulta, é necessário ajustar o arco interno para obter a derotação e a expansão desejadas dos molares superiores. Após alguns meses de utilização, existe algum movimento dentário que irá requerer ajustes do arco facial. Se as coroas dos primeiros molares superiores estiverem a inclinar-se posteriormente, será necessário elevar e possivelmente encurtar o arco exterior para direcionar o vetor de força acima do centro de resistência dos molares, de modo a prevenir uma maior inclinação distal das coroas dos molares. Se houver algum deslocamento distal dos molares, é desejável que seja um movimento corporal em oposição ao movimento de inclinação.

Se os primeiros molares superiores se deslocarem para distal na arcada, também será necessário abrir os anéis de ajuste vertical para alongar o arco interno. Isto mantém a folga das superfícies faciais dos incisivos superiores e evita que uma força dirigida para a língua seja inadvertidamente aplicada aos incisivos e evita que uma força dirigida para a língua seja inadvertidamente aplicada aos incisivos,

A decisão de interromper o tratamento ortopédico com o aparelho extrabucal só deve ser tomada depois de se considerar cuidadosamente o tipo de problema esquelético e o potencial de crescimento remanescente. Embora o tratamento ortopédico facial possa modificar com sucesso a expressão do crescimento esquelético, terá um efeito negligenciável no padrão de crescimento fundamental do doente.

Por essa razão, é possível que o padrão de crescimento continue a se expressar após a interrupção do tratamento ortopédico, causando o retorno da discrepância esquelética. No caso de deficiência mandibular numa criança em crescimento, é provável que a mandíbula cresça menos após o tratamento ortopédico e pare de crescer mais cedo do que uma mandíbula normal. Se a maxila normal continuar a crescer para baixo e para a frente, a discrepância original da mandíbula pode voltar a ocorrer. Se a causa original do problema esquelético do Clase II for o crescimento excessivo da maxila, o crescimento continuado após um tratamento ortopédico bem sucedido pode resultar num crescimento maior da maxila e durante mais tempo do que uma maxila normal, o que pode resultar num retorno da discrepância original da mandíbula.

Este fenómeno do padrão de crescimento fundamental do paciente, que se reexpressa após a interrupção do tratamento ortopédico, deve ser considerado quando se determina o ponto final para o uso do aparelho extrabucal. Duas recomendações de tratamento que podem minimizar esse problema são a inclusão da sobrecorreção e a continuação de algum grau de tratamento ortopédico até que o crescimento maxilar esteja completo. O paciente deve continuar a usar o aparelho extrabucal pela mesma duração diária até que seja alcançada uma sobrecorreção suficiente, geralmente 1 a 2 mm além da oclusão vestibular ideal, sem sobressaliência. Em alguns casos de excesso maxilar, o crescimento contínuo após o tratamento ortopédico inicial pode exigir o uso noturno do aparelho extrabucal até à conclusão do crescimento adolescente.

Efeitos do tratamento com arneses

Efeitos esqueléticos dos arneses

O objetivo do tratamento ortopédico com o arnês é comprimir as suturas maxilares, alterando o crescimento e a aposição do osso nestas suturas. O resultado é a supressão ou restrição do crescimento normal da maxila para baixo e para a frente, enquanto a mandíbula continua a crescer normalmente. A intenção é que a mandíbula acompanhe a maxila, corrigindo a discrepância esquelética ântero-posterior. Obviamente, a restrição do crescimento maxilar com o uso eficaz do aparelho extrabucal proporciona um benefício insignificante ao tratamento, a menos que haja também um crescimento mandibular adequado na direção anterior durante o tratamento.

Os benefícios clínicos foram demonstrados com a reintrodução do aparelho extrabucal na década de 1940, e foi claramente demonstrado, por meio de estudos cefalométricos iniciais, que o redirecionamento do crescimento maxilar poderia ser realizado com o uso do aparelho extrabucal. Em modelos animais, também foi demonstrado que uma força extra-oral dirigida contra a maxila restringe o crescimento para frente e altera o padrão de aposição óssea nas suturas maxilares.

É possível que o efeito da força extra-oral com um aparelho extrabucal não se limite à maxila.[25] Existem alguns estudos clínicos retrospectivos que sugerem que o tratamento com o aparelho extrabucal pode causar um pequeno aumento no crescimento mandibular, embora se discuta se essa quantidade tem significado clínico. Recentemente, há evidências de um ensaio clínico prospetivo, randomizado e controlado que indicam um aumento do crescimento mandibular com o tratamento com o aparelho extrabucal. No entanto, isto não é apoiado por outros ensaios clínicos prospectivos, randomizados e controlados recentes.[26]

Efeitos dentários dos arneses

Embora a alteração esquelética sem movimento dentário seja geralmente desejada quando se usa o aparelho extrabucal para fins ortopédicos, não é possível que um aparelho dentário altere seletivamente as relações esqueléticas sem alteração dentária. A resposta típica do uso efetivo do aparelho extrabucal é evitar que os primeiros molares superiores irrompam para baixo e para frente, aumentando indiretamente a direção do crescimento mandibular para frente. A extrusão dos molares superiores por uma força distal dirigida mais inferiormente pode resultar numa maior rotação da mandíbula para baixo e para trás, o que limita a expressão do crescimento mandibular para a frente. Na maioria dos problemas esqueléticos de Classe II, é mais desejável ter o efeito intrusivo nos molares superiores para maximizar a correção esquelética anteroposterior. Na minoria dos casos em que a expressão do crescimento mandibular vertical também é desejada para aumentar a altura da face inferior, alguma extrusão do molar superior pode ser aceitável porque o padrão de crescimento mandibular esquelético tende a ser expresso mais para a frente com ou sem tratamento. Embora seja esperada uma alteração dentária mínima na arcada mandibular ou na arcada maxilar anterior como resultado direto do uso do arnês, há alguma evidência de que os incisivos mandibulares podem tornar-se ligeiramente mais protrusivos.[26]

Não ocorre qualquer movimento apreciável dos incisivos superiores devido à utilização de um aparelho de cabeça na ausência de um fio de arco que os ligue aos primeiros molares. Se houver um fio de arco contínuo presente, qualquer movimento distal das coroas dos molares superiores pode também resultar num ligeiro movimento lingual das coroas dos incisivos. Na ausência de um fio de arco, é possível haver intrusão e inclinação lingual dos incisivos superiores se o arco facial utilizado for um arco facial Cervera, que tem uma placa metálica incorporada na parte anterior do arco interno. Uma força intrusiva e distal semelhante pode ser aplicada a todos os dentes maxilares erupcionados se um arco facial padrão for fixado diretamente a uma tala acrílica maxilar ou a um aparelho funcional.

B. Aparelhos funcionais

A maioria dos pacientes jovens que se apresentam numa consulta de ortodontia com queixas de "dentes tortos", provavelmente têm uma protrusão superior e/ou um maxilar inferior retrognático. Estes pacientes classificados como classe II esquelética e dentária são considerados para tratamento precoce para melhoria das relações sagitais da mandíbula e harmonização através de um processo de modulação do crescimento das estruturas dentofaciais. Embora o processo pareça simples, requer uma avaliação clínica pormenorizada, a seleção do caso, a elaboração de um plano de tratamento abrangente e a previsão do crescimento remanescente para prever o prognóstico. Este campo da terapia ortodôntica emergiu como a ciência da ortopedia funcional dos maxilares.

Aparelho funcional e ortopedia dos maxilares

O termo Aparelho Funcional refere-se a uma variedade de aparelhos removíveis concebidos para alterar a disposição de vários grupos musculares que influenciam a função e a posição da mandíbula para transmitir forças à dentição e ao osso basal. Tipicamente, estas forças musculares são geradas pela alteração da posição mandibular sagital e verticalmente, resultando em alterações ortodônticas ou ortopédicas

O conceito original de ortopedia funcional dos maxilares engloba essencialmente a modulação do crescimento para a correção da retrognatismo mandibular, ou seja, a má oclusão da classe II do esqueleto, não através de forças activas do aparelho, mas através das forças geradas pelos músculos quando a mandíbula é mantida para a frente. As forças funcionais produzem indiretamente a modulação do crescimento e provocam alterações nos ossos maxilares, daí o termo Ortopedia Funcional dos Maxilares. Atualmente, o termo é aplicado a qualquer dispositivo que seja utilizado para deslocar e manter a mandíbula, o que inclui uma variedade de aparelhos funcionais fixos e removíveis.[27]

Ortopedia dento-facial

Envolve uma variedade de modalidades de tratamento que são adaptadas para criar uma harmonia e equilíbrio do esqueleto facial dentário, quer através do aumento do crescimento da mandíbula, quer através da contenção do crescimento da maxila, ou de uma combinação de ambos.

Inclui também a contenção do crescimento excessivo da mandíbula em situações de classe esquelética III, a protracção do complexo maxilar e procedimentos como a expansão rápida da maxila que provoca alterações transversais na base esquelética maxilar. Estas modalidades terapêuticas incluem a utilização de forças ortopédicas de 450 g ou mais em combinação com a estimulação funcional do crescimento e forças ortodônticas para afetar as alterações esqueléticas e dentárias.

Evolução do aparelho funcional [13]

- I . DESENVOLVIMENTO DO CONCEITO FUNCIONAL

    da antiguidade a 1880

- II. ORIGEM E EVOLUÇÃO DO APARELHO FUNCIONAL

    1880 - 1930

- III. PERÍODO ÁUREO DOS APARELHOS FUNCIONAIS

    1930 - 1960

- IV. PERÍODO MODERNO DOS APARELHOS FUNCIONAIS

    1960 - Atualidade

Perspetiva histórica dos aparelhos funcionais

Placa de mordida Norman Kingsley 1879 O crescimento da mandíbula curta para coincidir com o maxilar superior remonta a 1879, quando Norman Kingsley descreveu uma placa de mordida "para alterar ou fazer saltar a mordida no caso de um maxilar inferior excessivamente recuado" em pacientes que apresentavam um excesso de jato e mandíbulas retrognáticas.

O termo Jumping the Bite (saltar a mordida) descrevia originalmente o conceito de fazer com que a mandíbula se mantivesse numa posição oclusal favorável e induzi-la a permanecer nessa posição.[28] Este tratamento era frequentemente utilizado após a expansão das arcadas, mas muitas vezes não era bem sucedido devido à tendência da mandíbula para voltar à sua posição original. (fig. 4.3)

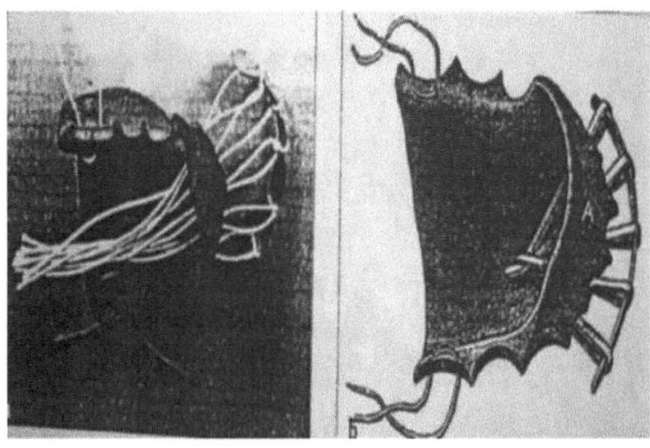

(fig. 4.3)

O defeito do antigo aparelho Kingsley era a tendência, mesmo com o guia de mordida, para que todos os dentes voltassem".

Pierre Robin (1902) Pierre Robin, um estomatologista francês, utilizou uma placa de mordida modificada que se estendia ao longo de toda a superfície lingual das gengivas inferiores em crianças recém-nascidas com síndrome de micrognatia para influenciar a atividade muscular e prevenir a glossoptose no início de 1902, tendo o aparelho sido denominado monobloco.[29]

O síndroma de Pierre Robin consiste numa tríade de glossoptose, fenda palatina e micrognatia, pelo que foi utilizado o monobloco nestes doentes para melhorar o problema respiratório através da expansão do maxilar inferior e dar o espaço adequado para o desenvolvimento da língua.

O Masticatur é uma modificação do monobloco que pode ser utilizado no tempo de mastigação

também, para melhorar o efeito do aparelho. (fig. 4.4)

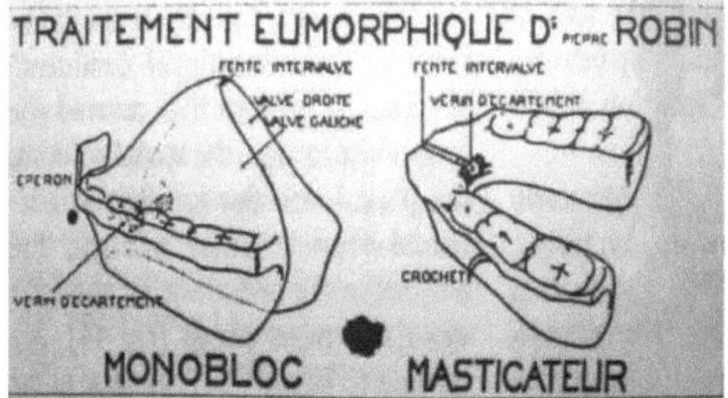

(fig. 4.4)

Viggo Andresen (1909) constatou que o problema remanescente da relação de classe II da sua filha, após o tratamento ortodôntico fixo, foi corrigido com um aparelho do tipo bite jumping modificado, no qual ele adicionou um flange lingual em forma de ferradura. O seu objetivo era guiar a mandíbula para a frente em 3-4 mm em oclusão e corrigir a tendência para uma mordida profunda. Essas observações e resultados clínicos foram a introdução fortuita do aparelho funcional na Ortodontia. O conceito da adição de extensões linguais à placa de salto de mordida acabou por ser cristalizado num aparelho chamado "activator

Viggo Andresen (1910) utilizou esse aparelho em muitos outros pacientes com sucesso após a correção da oclusão de sua filha para a classe I. Em 1910, ele apresentou um relatório sobre um novo aparelho de contenção superior. Ele continuou a usar esse aparelho como uma ferramenta profilática para pacientes jovens e modificou a contenção para o aparelho, usando uma mordida de cera para avançar a mandíbula na posição anterior.

Andresen e o ativador Hâupl (1936) Andresen, em colaboração com Karl Hâupl, publicou um livro, Funktionskieferorthopâdie, filosofia de tratamento com a utilização do ativador, a que chamou "sistema norueguês". Chamou-lhe "activadores musculares e circulatórios" (fig. 4.5). O livro foi posteriormente publicado em várias edições em 1939, 1942, 1945 e a 5.ª edição em 1953, após a morte de Andresen, editada por Hâupl e Petrik.[29]

A utilização de um aparelho ativador generalizou-se na Europa e a sua filosofia influenciou de tal forma a profissão que "a ortopedia funcional dos maxilares tornou-se uma profissão de fé, uma religião, para além da qual não era tolerada qualquer outra opinião".

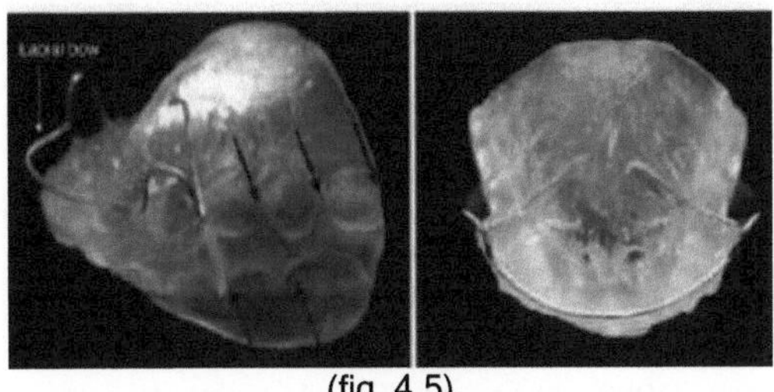

(fig. 4.5)

O aparelho de Bimler (1949) durante esses anos, várias modificações do aparelho e novos conceitos foram introduzidos. Estes incluíam o corte da maior parte do acrílico, um aumento da altura da mordida e a incorporação de componentes de arame e molas para iniciar as correcções dentárias. A ideia era criar um aparelho que fosse mais confortável e mais eficiente no tratamento da má oclusão.

Hans Bimler (fig. 4.6) (1949), um ortodontista alemão, incorporou a força elástica num aparelho ortopédico a que chamou "Gebissformer", de nome alemão. Mais tarde, ele também o chamou de 'adaptador'. No entanto, este aparelho é conhecido pelo seu inventor como "aparelho de Bimler".

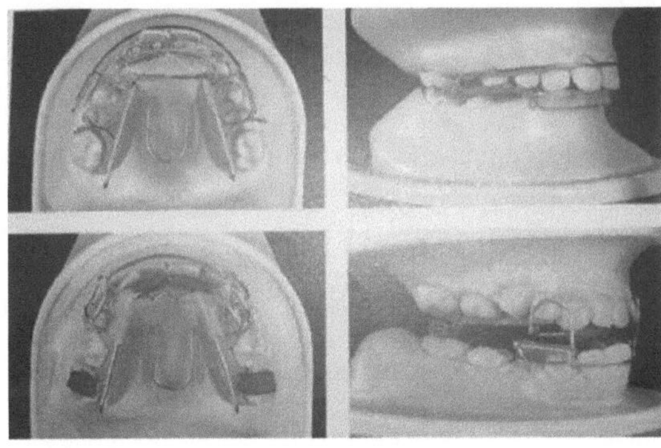

(fig. 4.6)

Wilhelm Balters (1950) modificou o ativador removendo o seu volume do palato e substituindo-o por uma mola de caixão. Defendeu três modelos de bionator para as más oclusões de classe I, II e III.[30]

Hugo Stockfisch (1953) Uma modificação inovadora do ativador foi introduzida por Hugo Stockfisch em 1953. O novo aparelho, que ele chamou de Kinetor, consistia em duas placas móveis ligadas por fios, as alças bucinadoras.

Estes laços mantêm as arcadas dentárias livres da pressão anormal dos músculos das bochechas. Uma caraterística invulgar do cinematógrafo eram os tubos elásticos entre as duas placas, que actuavam não só como amortecedores, mas também como meio de alargar e otimizar as pressões dos músculos orofaciais

Com a incorporação de um mecanismo de força adicional, a filosofia original do mecanismo ativador foi sendo modificada. Com a publicação de Functional Orthopaedics for the Masticatory System em 1952 por Eschler, o conceito de amálgama da combinação de estímulos musculares com forças criadas por elementos elásticos inerentes começou a ser aceite pela profissão.[31]

Rolf Frankel (1957) reconheceu que a estabilidade do tratamento só poderia ocorrer se os desvios estruturais e funcionais do sistema muscular fossem corrigidos. Frankel concebeu o regulador de função (FR, 1957), fazendo do vestíbulo oral a base operacional do seu tratamento. O aparelho foi designado como FR-1, FR-2 e FR-3, para o tratamento das más oclusões de classe I, II e III. (fig. 4.7)

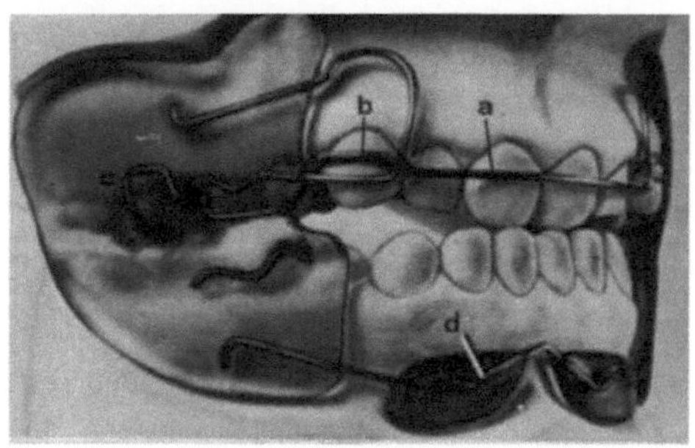

(fig. 4.7)

Martin Schwarz (1956) modificou o ativador de bloco único em placas divididas em metades superior e inferior.

A ideia era tirar partido da correção ortopédica das forças activadoras e activas sobre os dentes. A placa dupla de Schwarz acabou por se cristalizar no popular aparelho twin block.

William C. Clark (1977) O Dr. Willian Clark de Fife, Escócia, desenvolveu, utilizou e promoveu o tratamento com o aparelho twin block.[32] (fig. 4.8)

Mais tarde, William Clark introduziu blocos de mordida que podem ser inseridos nos tubos especialmente concebidos e soldados nas bandas dos molares, denominados "bloco duplo fixo".

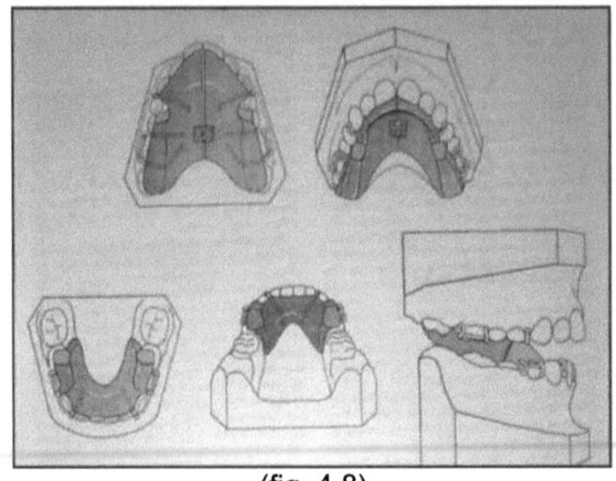

(fig. 4.8)

Aparelho magnético ortopédico funcional (FOMA) 1989 por Vardimon. Uma adição inovadora ao arsenal de FA foi o aparelho magnético ortopédico funcional (FOMA) II, introduzido em 1989 por Alexander D. Vardimon e colegas. O FOMA II é um aparelho ativo que direciona as suas forças magnéticas inerentes para os maxilares, restringindo assim o maxilar inferior numa postura avançada. Mais tarde, no ano seguinte, foi desenvolvido um aparelho para o tratamento das más oclusões de classe III que apresentam deficiência sagital do terço médio da face com ou sem excesso mandibular.[33]

Os clínicos e cientistas do final do século XX e início do século XXI centraram a investigação na avaliação dos verdadeiros benefícios dos aparelhos funcionais e na relação entre o resultado do tratamento e a morfologia facial. A ortopedia funcional dos maxilares é agora um modo de terapia aceite em crianças em crescimento com má oclusão de classe II.

Os aparelhos funcionais podem ser agrupados em termos gerais em,

Aqueles que nascem dos dentes ou outros que são retidos na boca com maior apoio da cavidade oral com pouco ou nenhum apoio dos dentes, os chamados nascidos dos tecidos.

A maioria dos aparelhos utiliza tanto os dentes como os tecidos orais para o seu suporte e, por isso, é difícil colocar com precisão qualquer aparelho na categoria de suporte de tecidos apenas, embora o regulador funcional de Frankel seja frequentemente chamado de "aparelho nascido dos tecidos".

÷ **Interceção com aparelhos funcionais amovíveis**

Na prática clínica quotidiana são utilizados vários aparelhos funcionais.

Ativador ou Monobloco

Filosofia

O "activator" é um aparelho de encaixe solto, que mantém a mandíbula para a frente devido aos flanges linguais estendidos provenientes da placa maxilar como um aparelho de peça única feito de acrílico termopolimerizável. O único componente de arame é um arco labial.

Indicações do ativador

O Activator está indicado em crianças pequenas em crescimento para a correção da má oclusão de classe II, que se deve principalmente à mandíbula mais pequena. Este aparelho é um dispositivo solto usado durante a noite. Por ser um aparelho solto, ele cai na boca durante o sono. Consequentemente, a mandíbula responde para fechar o aparelho e mantê-lo no lugar. Os músculos da face e do sistema estomatognático são assim activados e daí o nome Activator.

O aparelho é usado durante a noite e permite a correção sagital da relação molar e da abertura da mordida. As alterações induzidas são maioritariamente dentoalveolares. O ativador deve ser utilizado apenas como um aparelho passivo, ou seja, não deve produzir qualquer energia, mas apenas receber e transportar energia do meio funcional para os dentes".[34]

Os aparelhos passivos soltos abanam e sacodem os dentes e o tecido periodontal, provocando assim a remodelação do tecido, cuja única fonte são as "forças musculares". Estas forças musculares são capazes de remodelar o crescimento e criar movimentos dentários favoráveis. Os activadores activam os músculos apropriados enquanto os músculos, por sua vez, activam os aparelhos"[35] movimentos dos dentes. Um arco facial de tração alta, ligado ao ativador, é indicado em pacientes com um aumento das dimensões verticais da face. A terapia combinada com o ativador do aparelho extrabucal proporciona maiores benefícios esqueléticos cumulativos do que um único aparelho isolado.

Registo da mordida para o aparelho ativador

As etapas envolvem a realização de moldagens superiores e inferiores com flanges profundas. A mordida é registada pedindo ao paciente para trazer a mandíbula para a frente e morder um rolo de cera em forma de ferradura amolecido num banho de cera. A mordida do ativador é registada "dentro do espaço livre". O posicionamento sagital para a frente é de 4-5 mm. A mordida com os modelos superior e inferior é transferida para um articulador de dobradiça

É construído um arco labial de fio de 0,8 mm (calibre 20). Um ativador convencional ou tradicional tem grandes flanges linguais que se estendem até à distal dos primeiros ou segundos molares. O arco labial superior é construído de canino a canino. Os incisivos inferiores estão livres e não têm qualquer cobertura acrílica. No entanto, existe atualmente uma tendência para tapar os incisivos inferiores, o que evita a inclinação labial dos incisivos inferiores. É efectuado o enceramento do aparelho, seguido de desparafinação e acrilização de rotina em acrílico termopolimerizável.

Aparar o ativador (fig. 4.9)

O aspeto mais crítico do acabamento do ativador é o corte dos planos inclinados do bloco de mordida. Os planos inclinados são aparados com extrema cautela e cuidado, para induzir o movimento dentário vestibular e distal dos dentes vestibulares superiores e melhorar o movimento mesial e oclusal dos dentes vestibulares inferiores. O corte é efectuado com uma broca TC afiada em forma de pera a uma velocidade lenta para evitar o aquecimento do acrílico. Pede-se ao paciente que morda o bloco de mordida interoclusal em acrílico. As posições das cúspides distais dos dentes vestibulares superiores e as posições das cúspides mesiais dos dentes vestibulares inferiores são marcadas com um marcador metálico. O corte é efectuado para cada dente e verificado na boca. É um processo tedioso e demorado que pode ser um teste de paciência tanto para o ortodontista quanto para o paciente.

No final do recorte, o bloco inter-oclusal de acrílico assemelha-se a um aspeto de favo de mel. O ativador recortado tem inclinações e espaço criado para o segmento vestibular superior dos dentes para distalizar, enquanto os dentes vestibulares na arcada mandibular têm inclinações e espaço para irromper vertical e mesialmente. O posicionamento distal dos dentes maxilares e a migração mesial dos dentes mandibulares e a sua posição anterior levam à correção da relação molar da classe II para a classe I. O acrílico palatino dos dentes anteriores maxilares é aparado para induzir a intrusão, enquanto os incisivos mandibulares são atualmente tapados para evitar a sua dilatação indevida.

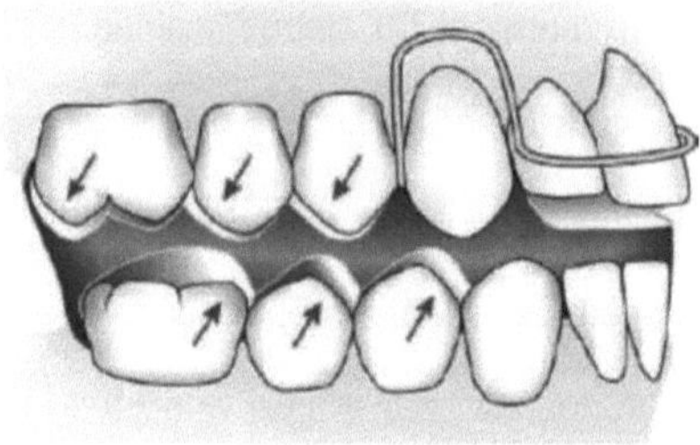

(fig. 4.9)

Gestão clínica e acompanhamento do tratamento

O paciente está motivado para a sua utilização e aqueles que usam o aparelho responderam favoravelmente, mostrando uma melhoria no comportamento aberrante dos músculos periorais, optimizando o selamento labial e um controlo definitivo do impulso da língua.

A correção sagital aparece gradualmente, estabelecendo a oclusão na relação molar de classe I. A duração do tratamento pode variar de 18 meses a mais.

É necessário um recorte adicional dos planos inclinados para assentar os dentes vestibulares numa boa inter-cuspidação.

Alterações de tratamento com ativador

O tratamento com ativador parece inibir o crescimento maxilar, mover os incisivos e molares superiores para distal e mover os incisivos e molares inferiores para mesial. O crescimento mandibular parece não ter sido afetado pelo tratamento com ativador. A maioria dos efeitos do tratamento é de natureza dentoalveolar. A cooperação é um fator determinante para o sucesso do tratamento, e o tratamento com ativador é eficaz nas fases tardias e mistas do que nas fases iniciais do desenvolvimento da oclusão.

EFEITOS ESQUELÉTICOS E DENTOALVEOLARES DO ACTIVADOR[13]

Durante o crescimento craniofacial, o ativador pode influenciar o terceiro nível de articulação, tal como descrito por Moffett (ou seja, as suturas e a

ATM). A mordida de construção determina a eficácia da sua ação. O ativador também é eficaz na região dentoalveolar, particularmente durante a erupção dentária. O recorte correto do acrílico contíguo aos dentes selecionados é o principal responsável pelo efeito dentoalveolar.

1. Como seria de esperar, qualquer efeito esquelético do ativador depende do potencial de crescimento. Dois vectores de crescimento divergentes impulsionam as bases da mandíbula na direção anterior.

a. A sincondrose esfenoccipital desloca a base do crânio e o complexo nasomaxilar para cima e para a frente.

b. O côndilo traduz a mandíbula para baixo e para a frente. O ativador é mais eficaz no controlo do vetor inferior, ou seja, o crescimento para baixo e para a frente da mandíbula. Este efeito também pode ser designado como articular, porque o crescimento do côndilo é promovido ou redireccionado. Johnston (1976) atribui essa resposta à "descarga do côndilo". Se a mandíbula estiver posicionada anteriormente, a direção do crescimento é mais importante do que os incrementos de crescimento. Somente o crescimento para cima e para trás do côndilo é capaz de mover a mandíbula anteriormente,

As peculiaridades filogenéticas e ontogenéticas da cartilagem condilar afectam a possibilidade de influenciar o crescimento condilar com aparelhos ortodônticos funcionais. Em contraste com as cartilagens primárias (epífises, sincondroses esfenoccipitais), o crescimento condilar é regulado em grande parte por factores exógenos locais.

De acordo com Moss (1962), Petrovic, Woodside (1984a) e outros, o crescimento condilar é uma expressão de uma homeostase local para o estabelecimento e manutenção de um sistema estomatognático funcionalmente coordenado. Como a pesquisa de Petrovic demonstrou, o LPM desempenha um papel decisivo neste crescimento. A postura do côndilo para a frente ativa a cabeça superior do PPM. Nos jovens, isto induz uma proliferação celular no côndilo e uma resposta de crescimento.

Uma direção de crescimento favorável e uma estimulação incremental são necessárias para o sucesso do tratamento. O ativador pode, até certo ponto, controlar o vetor de crescimento superior, fornecido pela sincondrose esfenoccipital, que move a base maxilar para a frente. Se a mandíbula não puder ser posicionada anteriormente, o crescimento maxilar pode ser inibido e redireccionado. Os ativadores, particularmente aqueles de construção especial, podem influenciar o crescimento e a translação do complexo nasomaxilar. Naturalmente, o crescimento maxilar também pode ser afetado pela força extra-oral.

O ativador também deve avaliar e, se necessário, alterar a relação esquelética vertical. A alteração da inclinação da base maxilar pode compensar as rotações dos vectores de crescimento mandibular. Um deslocamento para baixo da base maxilar permite que a maxila se adapte a uma rotação vertical da mandíbula. Se a rotação das bases da mandíbula durante o crescimento for desfavorável, a terapia activadora não pode ser concluída com sucesso.

Se o ativador for construído apenas com uma abertura vertical da mordida ou com uma alteração sagital mínima, o efeito é principalmente no desenvolvimento médio-facial na área subnasal. Tanto o crescimento vertical da maxila como a erupção dos dentes são restringidos. Woodside acredita que uma abertura vertical pequena restringe apenas o desenvolvimento horizontal do terço médio da face, enquanto que uma abertura vertical larga atinge a restrição através da deslocação para baixo da área do terço médio da face. Uma diminuição do ângulo sela-naso-subespinhal (S-N-A) pode ser observada a menos que a abertura da mordida seja extrema. Nestes casos, o plano maxilar é então inclinado para cima e o ponto A desloca-se para a frente.

2. A eficiência dentoalveolar do ativador ajuda a atingir um objetivo de tratamento primário. Os dentes e os ossos preenchem o espaço entre os dois vectores de crescimento divergentes. O efeito dentoalveolar do ativador consiste em controlar a erupção dentária e a aposição do osso alveolar. Por este motivo, o ativador é mais eficaz se for utilizado no início da dentição mista.

Vários movimentos dentários têm sido observados durante a terapia com ativadores, especialmente na área dos incisivos inferiores. Alguns autores observaram um deslocamento para frente do segmento anterior inferior

(Bjork, 1969) ou um deslocamento corporal dos incisivos (Jacobsson, 1967). Outros observaram uma inclinação labial (Richardson, 1982) ou lingual (Moss, 1962) dos incisivos inferiores. Esses movimentos dependem do desenho do aparelho e da extensão do acrílico na área dos incisivos inferiores. Com o recorte adequado do aparelho, diferentes movimentos podem ser realizados e a erupção dos dentes pode ser guiada.

Protocolo de conservação[36]

A visão tradicional sobre a retenção após o tratamento com o ativador era de que não seria necessária qualquer retenção, uma vez que o aparelho funciona através da modificação da função muscular. No entanto, este não é o caso, uma vez que as alterações oclusais demoram mais tempo a instalar-se.

A ideia atual é terminar o caso com um aparelho ortodôntico fixo, a segunda fase da terapia ortodôntica global e a contenção com uma placa de mordida com uma inclinação para manter a mandíbula numa postura para a frente.

O bionator de Balters

O termo genérico, Bionator, descreve uma "família" de aparelhos dentários que produzem um posicionamento para a frente da mandíbula em associação com efeitos variáveis no plano vertical, ou seja, abrem, fecham ou mantêm a mordida. Wilhelm Balters modificou o activator removendo a maior parte da placa acrílica palatina e substituindo-a por uma mola de caixão, que se espera que sirva de estímulo para reposicionar a língua anormalmente posicionada na retrognatismo mandibular.

Concebeu um arco labial alargado na região vestibular para isolar os dentes e as arcadas dos efeitos nocivos dos músculos periorais e, assim, aumentar o crescimento transversal das arcadas. Defendeu três modelos de bionator para as más oclusões de classe I, II e III.[37]

Conceito de Balters sobre a etiologia da má oclusão de classe II Wilhelm Balters tem uma perceção única sobre a etiologia da má oclusão. Na sua opinião, a má oclusão de classe II resulta da posição para trás (dorsal) da língua, que perturba a região cervical e impede a função respiratória, causando padrões de deglutição incorrectos e respiração bucal.

De acordo com Balters, o equilíbrio entre a língua e os músculos circum-orais é responsável pela forma das arcadas dentárias e pela intercuspidação correta, sendo da maior importância proporcionar à língua um espaço funcional adequado. Uma má oclusão de classe II deve-se à falta de desenvolvimento transversal como consequência da fraqueza da língua em comparação com o mecanismo bucinador, enquanto uma má oclusão de classe III é causada pela posição anterior da língua. (fig. 4.10)

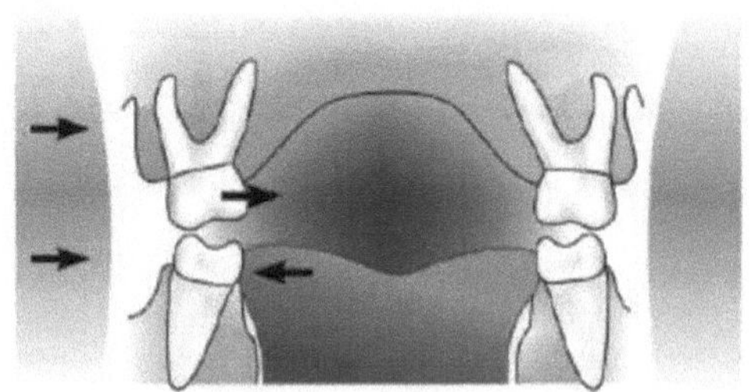

(fig. 4.10)

Fundamentação da conceção do aparelho

O bionator impede que as forças musculares externas e internas exerçam efeitos indesejáveis e restritivos sobre a dentição e as estruturas de suporte. Balters acreditava que, em primeiro lugar, o papel da língua era o fator decisivo. Por isso, um dos principais objectivos do tratamento das más oclusões de classe II divisão 1 é trazer a língua para a frente.

O princípio do tratamento com o bionator não consiste em ativar os músculos, mas sim em modular a atividade muscular, melhorando assim o desenvolvimento normal do padrão de crescimento inerente, eliminando as forças ambientais anormais e potencialmente deformadoras. Espera-se que o arco labial, que se estende até aos vestíbulos vestibulares de ambos os lados, isole as arcadas dentárias da pressão perioral anormal e permita que a língua exerça uma pressão de moldagem, sendo a mola de caixão o estímulo.

Bionator para a classe II

Os componentes do aparelho para a classe II

1.   A mola de caixão é feita de arame duro de mola de 1,25 mm (16 gauge/0,045 in.). A forma da mola é em diamante ou em pera, com a extremidade distal fechada. (fig. 4.11)

2.   Um arco labial modificado com anéis bucinadores é fabricado com

fio duro de mola de 0,9 mm (calibre 19/0,036 pol.). O bionator básico para a classe II tem um arco labial que passa sobre o terço incisal dos dentes anteriores superiores até ao meio do canino. O arco é colocado diagonalmente para baixo, a cerca de 2 mm das margens gengivais dos dentes posteriores, fazendo um laço vestibular na região da cúspide mesiobucal do primeiro molar inferior. A partir deste ponto, é dobrada para trás ao longo dos dentes superiores, com a sua extremidade livre encaixada em bloco de mordida de oclusão distal ao canino superior. A altura recomendada da ansa entre os dois fios da ansa bucinadora deve ser de 1 cm, de modo a proteger e evitar a interposição da bochecha (fig. 4.12).

3.   Os incisivos inferiores recebem uma cobertura incisal para evitar a inclinação labial

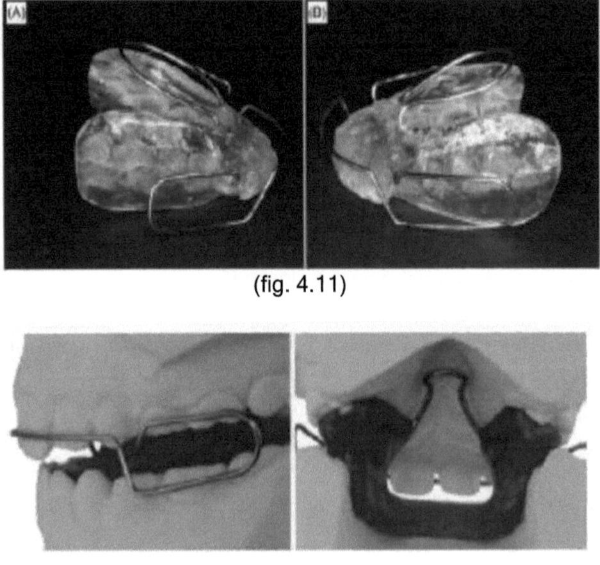

(fig. 4.11)

(fig. 4.12)

Indicações do bionator de classe II

O tratamento com bionator deve ser efectuado em casos de discrepância ligeira a moderada da classe II divisão 1, em que as arcadas dentárias estão bem alinhadas e a mandíbula é mantida numa posição posterior. As coroas maxilares estão frequentemente inclinadas para baixo.

O tratamento das más oclusões de Classe II, divisão 1, na dentição mista utilizando o bionator padrão está indicado nas seguintes condições:

1. As arcadas dentárias estão originalmente bem alinhadas.

2. A mandíbula está numa posição posterior (ou seja, retrusão funcional).

3. A discrepância esquelética não é demasiado grave.

4. É evidente uma inclinação labial dos incisivos superiores.

O bionator não está indicado se as seguintes afirmações forem verdadeiras:

1. A relação de Classe II é causada pelo prognatismo maxilar.

2. Está presente um padrão de crescimento vertical.

3. A inclinação labial dos incisivos inferiores é evidente. A postura anterior da mandíbula com a verticalização simultânea dos incisivos inferiores não pode ser efectuada com o bionator.

Objectivos do tratamento nas más oclusões de classe II divisão 1

O tratamento com o bionator depende muito da adesão do doente, especialmente no que diz respeito ao exercício físico, uma vez que a sua abordagem terapêutica incluía exercícios posturais, ginástica e controlo dietético.

O objetivo do tratamento de Balters para estabelecer um equilíbrio muscular entre a língua e o "envelope neuromuscular externo" é resumido da seguinte forma

1. Fechar o lábio e voltar a pôr a língua em contacto com o palato mole.

2. Alargar o espaço bucal e treinar a sua função.

3. Colocar os incisivos numa relação de borda a borda.

4. Postura anterior da mandíbula que alargaria o espaço oral.

5. A postura contínua da mandíbula para a frente também alarga as vias respiratórias e melhora a deglutição.

Registo de mordidas para bionator II

A mordida bionator é registada com a mandíbula posicionada anteriormente com os incisivos numa relação de borda a borda. Isto proporciona um espaço funcional máximo para a língua. A postura da mandíbula para a frente aumenta o espaço oral, colocando o dorso da língua em contacto com o palato mole e ajudando assim a fechar os lábios. A mordida de construção em bionator não pode permitir a direção do crescimento através de variações na abertura vertical, uma vez que a mandíbula está posicionada para a frente. A mordida não pode ser aberta e tem de ser registada numa relação de incisivos de bordo a bordo.[13] (fig. 4.13)

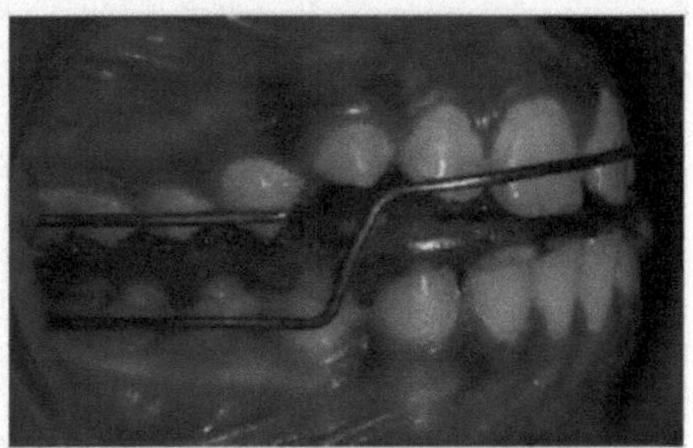

(fig. 4.13)

Protocolo clínico

Sugere-se que o paciente use o aparelho durante todo o tempo, exceto durante as refeições. A maioria dos pacientes adapta-se bem com a fala enquanto o aparelho está colocado. Não existe um padrão específico de recorte do bloco interoclusal descrito, porém, na nossa experiência, começamos a recortar o bloco de mordida quando a abertura da mordida é alcançada e a mandíbula é mantida em oclusão de classe I sem o aparelho. O bloco de mordida é aparado para permitir a erupção dos primeiros molares inferiores seguidos dos pré-molares para nivelar a curva de Spee. Uma vez estabelecida a interdigitação correta, recomendamos o mesmo aparelho como aparelho de contenção durante pelo menos 1 ano.

Para um efeito benéfico máximo, o bionator deve ser usado dia e noite. O intervalo de tempo entre as visitas ao consultório é de 3 a 5 semanas, dependendo do estado de erupção dos dentes.

O arco labial deve ser verificado para garantir que toca nos dentes apenas ligeiramente, se é que toca de todo. As alças bucinadoras devem estar afastadas das áreas dos primeiros e segundos molares decíduos, mas não devem irritar a mucosa de controlo. Se for necessária uma expansão, as alças podem ser activadas. Nas fases finais, os espaços menores podem ser fechados através da retração ativa do arco.

De acordo com o plano de ancoragem e crescimento pró-movimento, a carga e descarga das áreas ou planos de acrílico deve depender do facto de se pretender estimular ou retardar o movimento dentário. As modificações devem ser efectuadas inicialmente nos primeiros molares, em segundo lugar nos pré-molares inferiores (se existirem) e em terceiro lugar nos pré-molares superiores - alternando a descarga e a carga para efeitos de ancoragem, de modo a estabilizar o aparelho.

Durante a primeira fase do tratamento, é comum a ocorrência de rápidas mudanças horizontais e verticais na posição mandibular. Esta primeira mudança é uma adaptação muscular à nova posição, com um encurtamento do músculo pterigóideo lateral (LPM) (como demonstrado por Petrovic et al. 1972).

As mudanças rápidas levam a uma mordida aberta nos segmentos posteriores. A adaptação articular e dentoalveolar ocorre na segunda fase, após a adaptação neuromuscular. As alterações dentoalveolares na área dos molares decíduos são muitas vezes insuficientes: assim, a mordida aberta posterior nesta área persiste até que os pré-molares possam ser guiados para a oclusão completa, sob o estímulo corretivo do aparelho

Aparelho de Frankel

Rolf Frankel baseou sua filosofia de tratamento no conceito de que a função e o ambiente adequados dos tecidos moles regulam o crescimento dos tecidos duros. O aparelho de Frankel serve para regular a função muscular anormal da cápsula circum-oral e peri-oral, e aumenta a largura transversal em casos de classe II e elimina o efeito restritivo sobre a mandíbula, permitindo o deslocamento normal da mandíbula e o desenvolvimento espontâneo dos tecidos orofaciais.

A arcada maxilar desenvolve-se em dimensões transversais, mais acentuadamente nas regiões pré-molares e molares. Um arco maxilar mais largo permite que a mandíbula se posicione e cresça para a frente. Os principais componentes do aparelho de Frankel são escudos vestibulares que actuam diretamente através do alongamento dos músculos circum-orais, aumentando assim o crescimento transversal da maxila. Por isso, o aparelho de Frankel foi classificado principalmente como um aparelho passivo de origem tecidual.

No entanto, atualmente, os aparelhos FR são os seguintes:

A filosofia de Frankel

O regulador funcional Frankel foi concebido como um aparelho de exercício muscular. O aparelho foi concebido para esticar os músculos circum-orais, estimulando assim o crescimento transversal do maxilar, e para treinar os músculos suspensores da mandíbula, em particular o grupo dos protectores. Espera-se que este treino dos protractores da mandíbula influencie uma postura mais avançada da mandíbula, a ser iniciada de forma muito cuidadosa e gradual, sem perturbar a relação côndilo-fossa. Os escudos linguais do aparelho de Frankel não suportam a mandíbula na posição avançada determinada pela mordida de construção. Eles geram uma resposta proprioceptiva que reposiciona a mandíbula numa postura para frente.

Frankel acreditava que a estabilidade do resultado do tratamento só poderia ser esperada se os desvios estruturais e funcionais da cápsula muscular pudessem ser corrigidos. O aparelho FR auxilia na maturação, treinamento e "reprogramação" do comportamento neuromuscular orofacial. O desenvolvimento da base mandibular é significativamente estimulado com o avanço sagital do FR II. A posição original do côndilo na fossa não é perturbada, o que contrasta com a situação de ativação única do aparelho funcional.

Assim, em contraste com a maioria dos outros aparelhos removíveis, e certamente todos os aparelhos fixos, que colocam forças diretamente sobre os tecidos duros, o tratamento com o regulador funcional centra-se principalmente na inadequação espacial da cápsula circum-oral como um fator importante na restrição do deslocamento da mandíbula e da maxila, e, portanto, o seu alargamento. Portanto, a intervenção precoce com o aparelho FR oferece uma oportunidade de eliminar esse efeito restritivo, permitindo o deslocamento normal dos dentes e dos ossos faciais'

Seleção de casos e indicações do aparelho FR II

Um componente significativo do crescimento maxilar termina por volta dos 8 anos de idade durante a dentição mista precoce, portanto, crianças com 7 anos de idade ou menos são consideradas boas candidatas para a terapia FR II. O aparelho FR II é indicado para crianças em crescimento que têm um queixo recuado, lábio inferior enrolado e um músculo mental muito proeminente, e um maxilar estreito, com apinhamento mínimo. À medida que o maxilar cresce em largura com a terapia FR II, o apinhamento anterior ligeiro resolve-se espontaneamente.

Construção da mordida

De modo a maximizar os benefícios esqueléticos, Frankel propôs que a mordida inicial de construção fosse efectuada com apenas 2-3 mm de avanço mandibular. Isto não é mais do que o que os músculos protratores são capazes de manter a mandíbula numa posição avançada. Quando a mordida de construção foi feita com a mandíbula avançada 6-7 mm, os resultados pós-tratamento mostraram alterações dentoalveolares com o aparelho de Frankel, como a retração dos incisivos superiores e a proclinação dos incisivos inferiores, que são indesejáveis.

Construção do aparelho FR[38]

A recolha de impressões para o FR Os modelos de trabalho

Para FR II são preparadas em gesso de pedra dentária a partir de moldes de alginato. As moldagens para FR não devem ser efectuadas com moldeiras ortodônticas regulares demasiado alargadas. Estas moldeiras ortodônticas tendem a esticar o tecido mole e, consequentemente, o registo exato da profundidade dos vestíbulos é prejudicado. Para o propósito do aparelho FR, as impressões são feitas profundamente no sulco vestibular e na região lingual anterior inferior. McNamara e Huge sugerem o fabrico de moldeiras personalizadas para uso individual ou moldeiras acrílicas termossensíveis. Os modelos devem ter pelo menos 5 mm de extensão lateral a partir da base do vestíbulo. O registo exato da profundidade do vestíbulo e do alvéolo é necessário para a confeção dos escudos vestibulares.

Preparação de modelos de trabalho e montagem

Um aparelho de Frankel bem fabricado apresenta uma sobreextensão dos escudos vestibulares para dentro dos vestíbulos e também das almofadas do lábio inferior. A preparação do modelo de trabalho envolve a extensão do sulco vestibular vestibular para cerca de 4 -5 mm na região da eminência canina. O vestíbulo na mandíbula é esculpido com uma broca em forma de pera e uma faca de gesso.

A extensão do relevo labial inferior é normalmente 12 mm abaixo da margem gengival inferior. Os modelos são bem aparados e, com a mordida de cera no sítio, são montados num articulador fixo para dobrar o fio e acrilizar os escudos.

Deve ter-se o devido cuidado de verificar as linhas médias ou qualquer discrepância que possa ter surgido devido à distorção da mordedura da cera

Alívio de cera para expansão do arco

O alívio de cera é efectuado na área das almofadas vestibulares, o que acabaria por proporcionar espaço para a expansão lateral das arcadas. Utiliza-se cera de modelação cor-de-rosa para preencher os dentes e o vestíbulo com uma espessura de 3 mm na região alveolar maxilar e 0,5 mm na região alveolar mandibular.

Fabrico do fio para as almofadas labial e lingual Os componentes do fio das almofadas lingual e labial são fabricados primeiro para a acrilização destas duas almofadas. O fio de suporte lingual mandibular é fabricado com fio SS de 0,51 in. SS que atravessa para os lados vestibulares entre dois molares decíduos.

As molas linguais inferiores são feitas com fio SS de 0,028 in. SS e os componentes labiais de três peças no modelo labial mandibular são feitos com fios de 0,036 pol. O fio labial também pode ser feito como um conjunto de uma peça que se estende de ambos os lados a partir da linha média.

Após a conclusão desta parte da estrutura de arame, as almofadas labial e lingual são acrilizadas, acabadas e polidas.

O conjunto é colocado de novo nos modelos montados e verificado quanto à precisão do fio e das almofadas e, se tiverem ocorrido distorções durante a manipulação, estas são corrigidas.

Fabrico de fios maxilares e acrilização de escudos bucais

(fig. 4.14, 4.15)

Um fio palatino maxilar que dá ao aparelho uma unidade em ambos os lados dos escudos e o apoia nos primeiros molares através das extensões oclusais é feito de fio SS de 0,040 in. SS.

O fio lingual superior é fabricado com fio SS de 0.036 in. SS, as extensões dos caninos direito e esquerdo com fio de 0,032 pol. e o fio labial novamente com fio de 0,036 pol. Os modelos superior e inferior são estabilizados no articulador, que também é verificado quanto à estabilidade das peças.

A mordida de cera é removida e os restantes escudos vestibulares do aparelho são então fabricados com acrílico de cura a frio e finalmente curados sob pressão de vapor

Corte, acabamento e avaliação do aparelho e entrega

O aparelho FR deve estar limpo, liso a toda a volta, sem arestas vivas ou espinhas. Os bordos vestibulares devem ser lisos e ter espessura suficiente para não ferir os vestíbulos. O aparelho é acabado e polido da forma habitual. Deve ter-se o devido cuidado para que as estruturas de arame não fiquem distorcidas.

Protocolo clínico sobre a utilização do aparelho de Frankel e avanço passo-a-passo[38 ,39]

As observações clínicas sugerem que, durante as horas de sono, os músculos suspensores relaxam, a mandíbula desce inferiormente e desliza para trás. Assim, os incisivos maxilares podem entrar em contacto ativo com o arco labial superior. Os incisivos mandibulares podem entrar em contacto com os escudos linguais ou com os arames a eles ligados. Isto é suscetível de acontecer quando uma mordida de construção é feita com 6-7 mm de avanço.

Em FR II, é desejado um avanço passo a passo. A mordida de construção inicial é efectuada com a mandíbula avançada apenas 2-3 mm para a frente. O segundo avanço de 1-2 mm é efectuado em 4-6 meses, e o terceiro avanço é efectuado nos 3-4 meses seguintes até à relação de classe I de cúspide completa. Em cerca de 8-12 meses de uso a tempo inteiro do aparelho, a discrepância sagital é corrigida e a mandíbula não deve ser retruída clinicamente.

A progressão gradual para a frente da posição postural da mandíbula é possível cortando os escudos vestibulares e movendo o segmento restante do aparelho para frente. Retenção após o aparelho de Frankel Não existe um consenso geral sobre o modo de retenção após a terapia com o aparelho funcional, pois acredita-se que, após o estabelecimento de uma inter-cuspidação adequada e adaptações esqueléticas, a recidiva é minimizada. Os clínicos sugerem o uso noturno de algum tipo de dispositivo para segurar a mandíbula para frente.

Os clínicos encontram-se frequentemente num dilema sobre qual o aparelho a utilizar e como o registo da mordida é diferente para cada um dos aparelhos. Em geral, um aparelho funcional é indicado numa criança em crescimento com má oclusão de classe II com funções orais aberrantes.

a. O Activator, em virtude do seu volume de acrílico mantido no espaço interoclusal, permite a correção da relação molar da classe II para a classe I através da migração mesial e supra do segmento vestibular mandibular e do movimento distal do segmento vestibular maxilar. Por isso, leva ao aumento da altura facial e, portanto, deve ser evitado em crianças com tipos de rosto verticais. É também obrigatório que a criança não tenha qualquer obstrução físico-nasal. A mordida é registada no espaço livre.

b. O bionator só é eficaz em situações ligeiras de classe II e o registo da mordida é efectuado de borda a borda.

c. O aparelho de Frankel é considerado um verdadeiro regulador muscular, uma vez que se espera que ajude a aumentar o desenvolvimento do maxilar estreito para uma largura normal e, por isso, deve ser indicado precocemente durante a infância (antes dos 7 anos).

O aparelho FR II funciona melhor durante a fase de dentição decídua ou na fase inicial da dentição mista, quando os incisivos e molares superiores estão prestes a erupcionar ou em erupção. O aparelho FR II não é indicado na fase final da dentição mista. O registo da mordida para o FR II está dentro do espaço livre e gradualmente aumentado, o que se espera que proporcione um crescimento esquelético melhorado com pouca ou nenhuma contribuição na correção da classe II por alterações dentárias.

O aparelho de bloco duplo

Trata-se de um aparelho funcional de duas peças. O desenho de duas placas constituiu uma mudança significativa em relação aos desenhos existentes dos aparelhos funcionais, todos eles de uma só peça. A segunda alteração significativa foi o tempo de uso de 24 horas, em vez do uso em tempo parcial dos aparelhos de uma só peça. O twin block é uma modificação inteligente da placa dupla de Schwartz e do ativador dividido. O twin block é fundamentalmente um par de placas superior e inferior, que possui blocos de mordida oclusal que intertravam a mandíbula numa postura para frente e ainda permitem movimentos mandibulares funcionais.

Trata-se de um aparelho funcional amovível amplamente aceite e popular. A invenção de William Clark, de Kirkcaldy, Fife, Escócia, era provavelmente conhecida na Europa, muito antes de chegar à América do Norte e ao resto do mundo. O aparelho tem sido amplamente utilizado e investigado desde a publicação do seu artigo no American Journal of Orthodontics em 1988.[40]

Desenvolvimento do bloco duplo

Os blocos gémeos foram inicialmente concebidos para segurar a mandíbula para a frente para aliviar a pressão do lábio superior num caso de reimplante de um dente avulsionado na maxila. O filho de um colega de Clark apresentou-se no seu consultório com luxação do incisivo central superior direito. O dente foi reimplantado e mantido com uma tala provisória. Após 6 meses, ele notou que o dente ficou parcialmente estável, mas havia uma perda óssea significativa ao redor do dente. O paciente apresentava um padrão de oclusão de classe II divisão 1, com um aprisionamento labial e um over-jet de 9 mm. Clark pretendia conceber um aparelho que permitisse aliviar a pressão do lábio superior sobre um incisivo superior.

Inovou um dispositivo em acrílico com duas placas, uma superior e outra inferior, inclinadas a 90°. Enquanto fechava a boca, o paciente tinha de posicionar a mandíbula para a frente e fechar os dentes seguindo a orientação dos planos inclinados com uma folga inter-incisal de 2 mm. Após 6 meses, observou que a mandíbula avançou sagitalmente e a relação molar tornou-se classe I com uma redução do overjet para 4 mm. Esse foi o início de um novo conceito de aparelho funcional de duas peças. Posteriormente, Clark utilizou esse aparelho para a correção da má oclusão de classe II em pacientes com mandíbula pequena e continuou a melhorar o design com base na sua experiência clínica com os pacientes.

Filosofia de Clark

O plano inclinado oclusal é o mecanismo funcional fundamental da dentição natural. Os planos de inclinação das cúspides desempenham um papel importante na determinação da relação dos dentes à medida que estes irrompem em oclusão. Quando a mandíbula oclui numa relação distal com a maxila, as forças oclusais que actuam nos dentes mandibulares em função normal têm uma componente distal de força que é desfavorável ao desenvolvimento mandibular normal para a frente. Os planos inclinados formados pelas cúspides dos dentes superiores e inferiores representam um servomecanismo que bloqueia a mandíbula numa posição funcional de oclusão distal.

O aparelho Twin Block permite uma rápida correção funcional da má oclusão através da transmissão de forças oclusais favoráveis aos planos inclinados de oclusão que cobrem os dentes posteriores. As forças de oclusão são usadas como um mecanismo funcional para corrigir a má oclusão. O plano inclinado oclusal fixo tem sido utilizado para alterar a distribuição das forças oclusais.[41] (fig. 4.16)

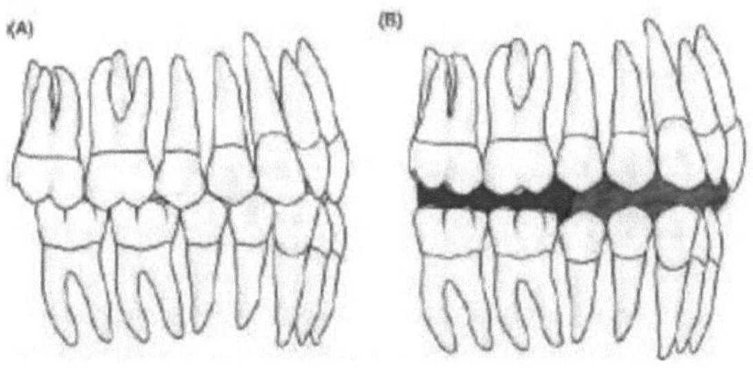

(fig. 4.16)

Vantagens do aparelho funcional twin block em relação ao aparelho de uma só peça "Os twin blocks foram concebidos para serem confortáveis, estéticos e eficientes. Ao atender a esses requisitos, os blocos duplos satisfazem tanto o paciente quanto o operador como um dos aparelhos funcionais mais "amigáveis ao paciente".

1. O aparelho foi concebido para ser usado a tempo inteiro, pelo que se
espera uma adaptação mais rápida do sistema neuromuscular, bem como
alterações esqueléticas e dentárias.

2. O aparelho twin block é menos obstrutivo para a fala e outras funções
orais do que os aparelhos funcionais de uma só peça.

3. Uma vez que o aparelho é usado a tempo inteiro e permite
movimentos mandibulares, as inclinações funcionais funcionam como a
dentição natural.

4. Os movimentos dentários em arcos individuais podem ser realizados
simultaneamente quando a correção sagital do maxilar está em curso. Por
exemplo, uma mola em "Z" pode ser adicionada para um dente com ritmo
lingual, ou o arco labial pode ser ativado para a correção da dentição
espaçada.

5. O aparelho elimina a necessidade da fase pré-funcional do tratamento
ortopédico. Um parafuso de linha média é incorporado no aparelho
superior. A expansão da arcada maxilar é realizada enquanto a correção
sagital está em curso.

6. A erupção vertical dos dentes posteriores pode ser facilmente
controlada com blocos duplos. Em casos graves de mordida profunda, pode
ser permitida a erupção vertical dos molares inferiores, enquanto que na
tendência de mordida aberta ou de crescimento vertical a erupção dos
molares pode ser controlada.

7. O bloco duplo pode ser utilizado em conjunto com o arco facial Kloehn,

se necessário.

8.   O aparelho pode ser utilizado em simultâneo com um aparelho parcial ou totalmente fixo.

9.   O aparelho pode ser modificado para se adaptar às necessidades da dentição de transição. O aparelho pode ser utilizado eficazmente durante a dentição mista precoce, tardia ou na dentição permanente.

10.   A correção rápida permite a sua utilização quando os doentes se apresentam tardiamente para tratamento com pouco crescimento restante.

11.   Os blocos duplos invertidos foram concebidos para a interceção da má oclusão de classe III.

12.   O aparelho foi modificado e utilizado com sucesso para o tratamento de más oclusões de classe II divisão 2.

13.   A construção do aparelho não requer procedimentos laboratoriais especiais ou equipamento dispendioso para o seu fabrico. A conceção do aparelho é simples e, por conseguinte, económica.

14.   Pode ser cimentado com cimento de ionómero de vidro em pacientes com pouca cooperação.

15.   A literatura está repleta de relatos de casos de sucesso e de vários estudos a curto e longo prazo sobre os efeitos do aparelho twin block nas alterações esqueléticas e dentárias.

Indicações e seleção de casos

• Os blocos duplos são essencialmente o aparelho de escolha para o tratamento de casos não apinhados ou ligeiramente apinhados de má oclusão de classe II divisão 1 em crianças em crescimento.

• Os blocos duplos invertidos foram concebidos para a interceção da má oclusão de classe III,

• O aparelho foi modificado e utilizado com sucesso para o tratamento de más oclusões de classe II divisão 2.

Para o sucesso do tratamento em crianças com má oclusão de classe II divisão 1, os seguintes critérios são os mais adequados para a terapia com blocos duplos:

• Má oclusão esquelética de classe II divisão 1 em crianças em crescimento.

• Boa forma da arcada e apinhamento mínimo nas arcadas superior e inferior.

• Arcadas inferiores com incisivos mandibulares verticalizados.

• Sobredirecção de 10 mm ou menos: Os incisivos superiores proclinados devem ser visualizados numa angulação normal

• Objetivo de tratamento visual positivo (VTO), ou seja, melhoria do perfil quando o maxilar inferior é trazido para a frente. Isto deve acompanhar a correção da oclusão bucal.

• Maxila esquelética normal, mandíbula retruída.

• Altura anterior da face diminuída ou normal e um rácio de Jarabak favorável.

Uma criança em crescimento, cujo queixo é mantido para trás, tem um aprisionamento do lábio inferior devido ao overjet. diminuição da altura inferior da face padrão de crescimento médio ou horizontal da face e ângulo normal do plano mandibular dos incisivos é suscetível de responder e beneficiar da terapia com blocos duplos.

Fundamentos do registo de mordidas

A filosofia do aparelho funcional é baseada no salto da mordida, mantendo a mandíbula numa posição anterior. A medida em que a mandíbula deve ser trazida para a frente e o quanto deve ser trazida para baixo na direção vertical ainda é uma questão de debate.

A extensão da progressão horizontal

Em geral, estão em voga dois conceitos de registo da mordida. Enquanto alguns clínicos preferem registar a mordida com a mandíbula posicionada para a frente, de borda a borda, ou pouco antes disso (avanço de um passo), outros preferem o avanço da mandíbula em dois ou três incrementos (avanço por passos). Essencialmente, o quantum da discrepância esquelética sagital, o overjet dentário e a capacidade do paciente de trazer a mandíbula para a frente influenciam a extensão do avanço sagital. O movimento para a frente ideal da mandíbula para a mordida de construção é normalmente metade da amplitude máxima de protracção da mandíbula do indivíduo.

A mordida não deve ser dolorosa ou causar desconforto durante a ativação sagital. A extensão da ativação sagital é largamente regida pela quantidade de sobre-jato e pelo grau de pro-clinação do incisivo superior e a sua possível retração durante o tratamento. O movimento máximo da mandíbula para a frente, até 10 mm, pode ser gerido com uma única ativação. A ativação não deve exceder 70% da trajetória protrusiva total para permanecer dentro dos limites fisiológicos de movimento da mandíbula. No entanto, se o over-jet for muito grande, como 14 mm ou mais, a mandíbula é avançada de forma gradual, mais frequentemente em duas fases.[42]

Se a postura para a frente da mandíbula causar uma relação de mordida cruzada na região do canino superior, como num caso de impedimento dentário ou de arcadas maxilares muito estreitas, a mordida deve ser avançada de tal forma que os caninos se oponham entre si, ponta a ponta da cúspide. A postura mandibular adicional não deve ser efectuada até que a arcada maxilar seja expandida para evitar a mordida cruzada vestibular. A extensão do posicionamento para a frente também está relacionada com a quantidade de abertura da mordida. O desenho do bloco duplo tem uma capacidade única de realizar simultaneamente a ativação sagital e a expansão maxilar.

A extensão da abertura vertical

A mordida é frequentemente registada para além do espaço livre. A separação dos segmentos vestibulares na mordida de construção em cerca de 2 mm mais do que a posição de repouso dos indivíduos é considerada óptima. Quando a mandíbula é aberta para além da posição de repouso, os côndilos deslocam-se para baixo e ligeiramente para a frente, pelo que a necessidade de um avanço sagital adicional para uma posição sagital necessária é menor do que o estimado. É essencial que, antes de iniciar o registo da mordida, seja determinada a "posição de repouso da mandíbula". A altura da face é então medida na posição de repouso e em oclusão para estimar o espaço livre. Rolf Frankel gosta de registar a mordida dentro dos limites do espaço livre. A filosofia do ativador também sugeria o registo da mordida dentro dos limites do espaço livre. No entanto, a maioria dos aparelhos activadores são agora fabricados como activadores de talas para serem utilizados com aparelhos extrabucais de tração alta, sendo a indicação para os mesmos o padrão craniofacial vertical. Portanto, para o efeito de bloqueio da mordida no aparelho, a mordida é registada para além do espaço livre.

A extensão da abertura vertical depende da natureza da má oclusão e da tendência de crescimento craniofacial. Se o posicionamento da mandíbula para a frente for de 10 mm ou 7-8 mm, a abertura vertical deve ser ligeira a moderada, ou seja, 2-4 mm, de modo a não sobrecarregar os músculos. Se o posicionamento para a frente não for superior a 3-5 mm, a abertura vertical pode ser maior, até 4-6 mm. No tipo de crescimento vertical, regista-se uma maior ativação vertical e uma menor ativação sagital, ao passo que nos casos de crescimento normal/horizontal se regista uma maior ativação horizontal. Os doentes com padrão de crescimento vertical têm elevadores da mandíbula fracos e, por conseguinte, são incapazes de manter a postura mandibular para a frente de forma consistente. Estes doentes necessitam de prevenção da supra-erupção dos molares, com um pequeno posicionamento anterior da mandíbula, alteração da inclinação da base maxilar e é possível alguma compensação dentária.

Considerações sobre a linha média

As linhas médias não incidentes podem ter uma etiologia variada que precisa de ser verificada para determinar o seu possível impacto no registo da mordida. A deslocação da linha média pode ocorrer devido a causas puramente dentárias, como a perda assimétrica de caninos decíduos ou deslocações funcionais. O desvio da linha média dentária não deve ser corrigido no registo da mordida. Se a deslocação da linha média for observada em oclusão cêntrica, embora coincidam na posição de repouso, o prognóstico é bom. No entanto, se houver uma persistência do desvio da linha média na posição de repouso, estes devem-se normalmente ao crescimento assimétrico da mandíbula e podem nem sempre responder favoravelmente. As alterações da linha média devidas a razões esqueléticas devem ser analisadas em pormenor e investigadas para detetar qualquer patologia subjacente. Os pequenos desvios da linha média devidos a uma translação lateral esquelética da mandíbula podem ser corrigidos durante o registo da mordida.

Registo da mordida na classe II divisão 1 mordida aberta/crescimento vertical. Os doentes com tendência para o crescimento vertical e mordida aberta anterior necessitam que a posição mandibular para a frente seja pequena, uma vez que precisam de uma maior separação vertical. A mordida é registada com uma separação de 4 mm na região dos incisivos. Os blocos de mordida vestibulares não devem ser aparados para criar um efeito de impacção nos molares e impedir a sua erupção vertical.

Registo da mordida em situações do tipo classe II divisão II. Em situações clínicas de sobressaliência menor mas com uma relação molar de classe II de cúspide completa, a postura mandibular para a frente para a corrigir para uma relação molar de classe I resultaria numa sobressaliência inversa. A mordida pode ser registada nesta situação, enquanto é feita uma provisão no aparelho para proclinar os incisivos superiores retroinclinados.

Em situações de mordida profunda grave, como a classe II divisão 2, a mordida pode ser registada na posição de borda a borda e, mais tarde, é feita uma segunda ativação dos blocos de mordida após a proclinação dos dentes incisivos superiores severamente retroinclinados, o que permitiria um maior avanço mandibular.

Registo da mordedura de acordo com Clark (fig. 4.17)

O Dr. Clark recomenda a utilização do Project Bite Gauge para a mordida O Dr. Clark sugeriu até 10 mm ou menos de avanço sagital da mandíbula enquanto regista a mordida.

Na maioria dos casos, 10 mm ou um valor próximo é frequentemente o limite máximo até ao qual uma criança pode tolerar o avanço sem tensão muscular e dor. O avanço sagital não deve exceder 70% do limite máximo de protrusão da mandíbula.

Sugere-se que a abertura vertical seja de 1-2 mm na região do primeiro molar, o que equivale a 4-5 mm na região do pré-molar. O espaço inter-oclusal pode ser aumentado em casos graves de mordida profunda.

Quaisquer discrepâncias funcionais da linha média são corrigidas na fase de registo da mordida. Em casos graves de mordida profunda, é registada a relação entre os incisivos, de bordo a bordo, com uma folga inter-incisal de 2 mm em mordida protrusiva.

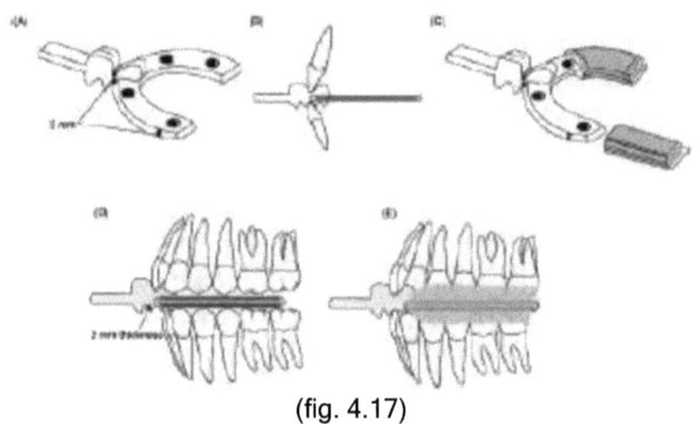

(fig. 4.17)

Procedimento de registo da mordedura Armamentarium (fig. 4.18)

- Cera de modelação

- Banho de água quente

- Talhadeira Lecron - Paquímetro Vernier

 Separador de arcos

• Faca de cera

• Esculpidor de cera - Tesoura

• Lâmina e suporte BP

• Dois conjuntos de modelos de trabalho e de estudo acabados de preparar

• Água quente e fria.

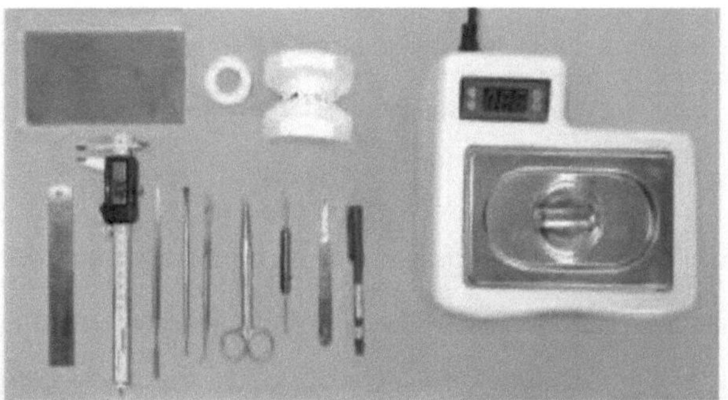

(fig. 4.18)

A linha de referência deve ser marcada no modelo de estudo para avaliar o

avanço vertical e sagital. O avanço sagital e vertical predeterminado deve

ser verificado nos modelos de estudo (fig. 4.19)

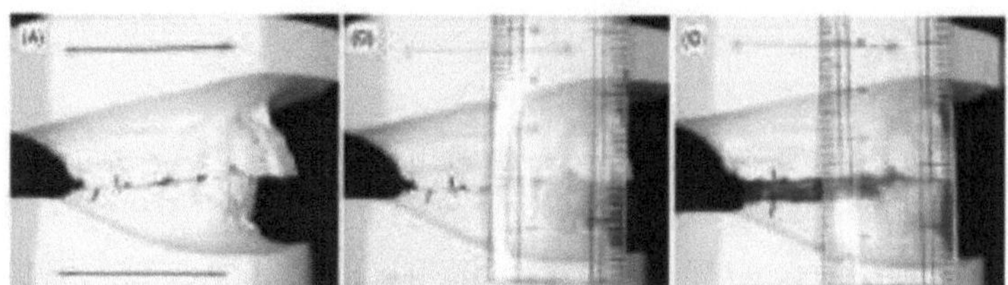

Simultaneamente, deve ser colocada uma marca de referência no nariz e no queixo do doente para avaliar a dimensão vertical da face, em repouso e em oclusão. A mandíbula do paciente deve ser guiada repetidamente para a posição desejada, de modo a que possa alcançar a mesma posição durante o registo da mordida. Mais uma vez, as dimensões verticais da face a partir dos pontos de referência anteriores devem ser verificadas e anotadas.

A cera de modelação é aquecida suavemente, enrolada até uma espessura de 4-6 mm, até à largura vestibulolingual dos molares inferiores. É moldada para seguir a curva da arcada inferior, estendendo-se até aos últimos molares erupcionados. O rolo de cera pré-aquecido é mantido na boca, sobre a arcada inferior, e a criança é convidada e orientada a morder na ativação horizontal e vertical pré-estimada da mandíbula. A mordida de cera é removida da boca do paciente, arrefecida, lavada e colocada nos modelos de trabalho, as extensões excessivas são aparadas, novamente colocadas na boca do paciente e a largura intercanina é avaliada

A mordida, após nova verificação das activações horizontais e verticais desejadas, é lavada com água corrente da torneira e transferida para modelos dentários para reconfirmar a oclusão e a ativação desejadas.

Os modelos são então transferidos para um articulador de dobradiças. A dobragem do fio é concluída e o aparelho pode ser fabricado com acrílico termopolimerizável, autopolimerizável ou termopolimerizável, acabado e limpo para entrega.[43]

Conceção e construção de aparelhos[44]

O aparelho twin block é constituído por um aparelho superior e um inferior amovível em acrílico. Tem um desenho de estrutura de arame definido. O aparelho é preparado em modelos de trabalho de boa qualidade, preparados a partir de moldes de alginato. A mordida para o aparelho funcional é registada em oclusão de classe I e transferida para modelos, que são articulados. O aparelho superior é geralmente retido com um longo arco labial que se estende para distal até aos primeiros pré-molares. Os principais componentes de retenção do aparelho superior são dois grampos em forma de ponta de flecha nos primeiros molares. O aparelho também pode ser preparado sem o arco labial, caso não haja necessidade de retração dos incisivos superiores.

Clark modificou o fecho em forma de ponta de seta para um tubo enrolado para alojar o arco facial interno. No entanto, a utilização simultânea do arco facial de Kloehn raramente é necessária. O tubo enrolado é agora substituído por um tubo redondo soldado no braço horizontal vestibular do fecho em forma de ponta de seta, se necessário. A retenção adicional pode ser obtida com ganchos ou grampos de extremidade esférica, e é essencial se o arco labial não for utilizado.

De acordo com Clark, o arco labial raramente é necessário. Um parafuso de expansão maxilar paralelo é um componente importante do aparelho superior. O aparelho mandibular é fixado com grampos esféricos mesiais aos caninos, que são praticamente invisíveis na boca. Os grampos delta são utilizados nos primeiros pré-molares. Os grampos delta são superiores aos grampos de Adams porque não abrem com a inserção repetida e a sua remoção requer poucos ajustes, pelo que a probabilidade de quebra devido à fadiga do metal por causa dos múltiplos ajustes é minimizada. Os grampos delta podem ser utilizados em molares e pré-molares.

Na dentição mista, os primeiros pré-molares inferiores/primeiros molares decíduos podem ser utilizados para retenção com grampos em forma de ponta de seta. Os blocos de mordida cobrem as superfícies oclusais desde o segundo pré-molar até aos segundos pré-molares. As inclinações dos blocos oclusais encontram-se a 70° na região do primeiro pré-molar.

Angulação de planos inclinados[45]

• Durante a evolução do aparelho, a angulação de mordida dos blocos variou de 45-90°

• O primeiro aparelho foi construído com blocos de mordida articulados a 90°. A mordida aberta posterior significativa foi registada em 30% dos pacientes

• Os blocos de mordida com um ângulo de 45° aplicam a mesma componente de força para baixo e para a frente na dentição inferior. A mandíbula cairá frequentemente para trás devido a uma inclinação excessiva.

• Os blocos de mordida com angulação de 70° aplicam um componente de força mais horizontal

Espessura óptima dos blocos de mordida[44]

Na prática clínica, a zona de conforto para a altura intergengival do paciente adulto é geralmente de 17-19 mm. Se a altura intergengival variar significativamente da zona de conforto, os pacientes correm um maior risco de desenvolver disfunção da ATM. Outras desvantagens dos blocos de mordida espessos são:

1. Os aparelhos são desconfortáveis e não podem ser usados a tempo inteiro.

2. Os doentes não podem incisar ou mastigar alimentos, uma vez que é impossível comer com os aparelhos na boca.

3. A fala é gravemente afetada por grandes blocos que obstruem a língua.

4. A altura do rosto é excessiva com blocos grandes.

5. Não é possível fechar confortavelmente os lábios.

6. Os doentes sentem-se embaraçados quando usam os aparelhos na escola.

7. Os molares inferiores não são livres para erupcionar.

8. Durante o tratamento, desenvolve-se uma grande mordida aberta posterior, que pode levar a uma articulação temporomandibular sem apoio mais tarde.

Gestão clínica

A sequência de tratamento com twin block pode ser organizada nas seguintes fases

- Fase pré-funcional

- Fase funcional

    - Fase ativa

    - Fase de apoio

    - Fase de retenção

    - Acompanhamento.

Fase pré-funcional

Os objectivos da fase pré-funcional são:

1. Para criar uma expansão transversal da arcada maxilar para acomodar a arcada inferior quando a mandíbula é mantida numa posição anterior de overjet normal.

2. Otimizar o alinhamento dos dentes que não permitem a deslocação sagital da mandíbula para a frente sem impedimentos. Uma arcada maxilar apinhada ou um dente anterior com inclinação palatina pode dificultar o avanço sagital da mandíbula e, consequentemente, impedir o registo correto da mordida. Isso pode exigir o tratamento com um aparelho removível ou uma fase curta de terapia com aparelho fixo antes da inserção do aparelho funcional. Os pacientes com más oclusões de classe II divisão 2 necessitam que os incisivos superiores retroinclinados sejam alinhados para permitir a postura anterior da mandíbula.

Essas situações podem ser resolvidas com uma terapia de aparelhos removíveis ou com um tratamento com aparelhos fixos parcialmente colados, por um curto período de alguns meses. Noutras situações, a arcada maxilar é frequentemente estreita e, quando a mandíbula é posicionada para a frente na relação molar de classe I, os caninos caem frequentemente numa situação de mordida cruzada transversal. Esta situação requer a expansão da arcada maxilar, quer numa fase separada da terapia pré-funcional, quer numa fase de expansão do aparelho twin block.

- **Fase funcional**

  Fase ativa (6-9 meses)

Durante a fase ativa da terapia, os objectivos são o desenvolvimento da arcada, a obtenção da correção sagital e a abertura da mordida

Primeira visita: O aparelho é emitido após um ajuste completo e um exame minucioso para verificar se existem quaisquer pontas, borbulhas de acrílico, desobstrução dos rebaixos dos pré-molares e alívio do frénulo lingual.

• O doente deve ser encorajado a usar o aparelho durante todo o tempo, incluindo as refeições, exceto para fins de higiene

• O rebordo lingual do aparelho deve ser aliviado ligeiramente para lingual dos incisivos inferiores para evitar irritação gengival

• Nos primeiros dias, a fala será afetada, mas melhorará progressivamente e deverá voltar ao normal no prazo de uma semana

• Verificar a ativação inicial e confirmar que o doente morde de forma consistente no plano inclinado

- O overjet inicial deve ser registado e verificado em cada visita para monitorizar o progresso.

Primeira visita E (EXTRA): No AIIMS, gostamos de chamar o paciente de volta em 24 a 48 horas para rever as dificuldades de uso e a dor na ATM. De acordo com a nossa experiência, os primeiros 2 dias são críticos e a criança deve ser encorajada a continuar a usar o aparelho, após o que, normalmente, fica bem.

Segunda visita:

Clark sugeriu uma revisão dentro de 10 dias a 2 semanas. Nesta altura, a criança já se sente confortável a usar o aparelho e deve ter começado a fazer as refeições principais com o aparelho colocado. Se o paciente não conseguir manter uma postura consistente para a frente, o médico deve considerar a possibilidade de reduzir a ativação através do corte dos planos inclinados. Nesta fase, a expansão maxilar é iniciada com duas voltas por semana (0,5 mm por semana). A correção da mordida profunda é iniciada aparando o bloco superior oclusodistalmente para aliviar o molar inferior 1 mm da oclusão.

Terceira visita:

Normalmente, é programado entre 4-6 semanas. O músculo facial e o perfil mostram agora progressos no sentido do equilíbrio. A retenção do aparelho é verificada. O arco labial deve estar fora de contacto com os incisivos superiores

É também efectuada uma verificação da expansão maxilar e do seu efeito na arcada dentária. O acrílico palatino lingual dos incisivos superiores deve ser aliviado em 2 mm ou permitir o movimento palatino dos incisivos proclinados. É efectuado um alívio adicional no bloco de mordida maxilar para permitir a erupção dos molares inferiores.

Quarta visita (12-14 semanas):

Nesta altura, a criança está satisfeita com o aparelho, porque o seu perfil está muito melhor e consegue mastigar e viver com o aparelho.

Ele está melhor com o aparelho e desconfortável sem ele devido às adaptações neuromusculares e à deslocação do côndilo.

A sua oclusão é melhor e qualquer tentativa de empurrar a mandíbula para trás na oclusão pré-tratamento torna-se dolorosa. Isto é chamado de reflexo pterigoide. Nesta fase, continua-se a aparar o bloco de mordida maxilar para permitir a interdigitação dos molares em relação de oclusão de classe I.

Resposta do pterigoide

Assim que o aparelho é colocado na boca, o equilíbrio neuromuscular é alterado e, em algumas semanas, a mandíbula tenta adaptar-se a uma nova posição determinada pelas inclinações do aparelho funcional.

Nessa fase, a posição recém-adquirida é mais cómoda, e o esforço para mover a mandíbula de volta à sua posição original é doloroso. Em termos clínicos, estas observações são designadas por "resposta pterigoide", que é o resultado da adaptação neuromuscular e da ATM que ocorre a nível histológico.

A ausência de reação pterigoide indica a ineficácia do aparelho na modificação do crescimento. O acompanhamento subsequente a cada 8-12 semanas pode exigir o corte dos blocos de forma ordenada. Em 6 a 12 meses, a correção sagital completa é geralmente alcançada. (fig. 4.20)

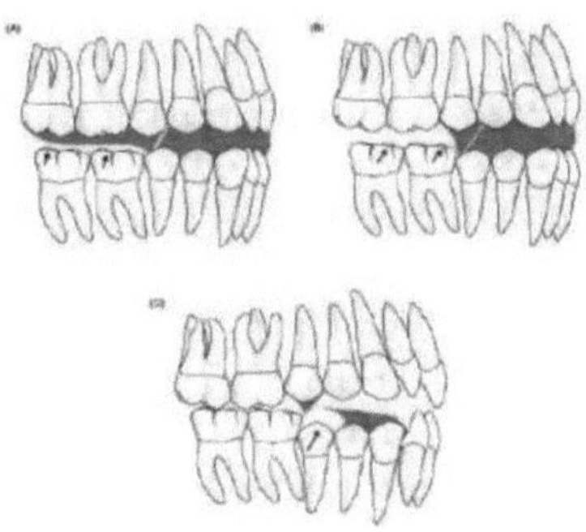

(fig. 4.20)

Na nossa experiência no AIIMS, 9 meses é o tempo médio necessário para uma correção sagital completa.

O avanço progressivo da mandíbula pode ser efectuado quando o over-jet é grande, adicionando um bloco de acrílico de cura a frio às inclinações maxilares (fig. 4.21)

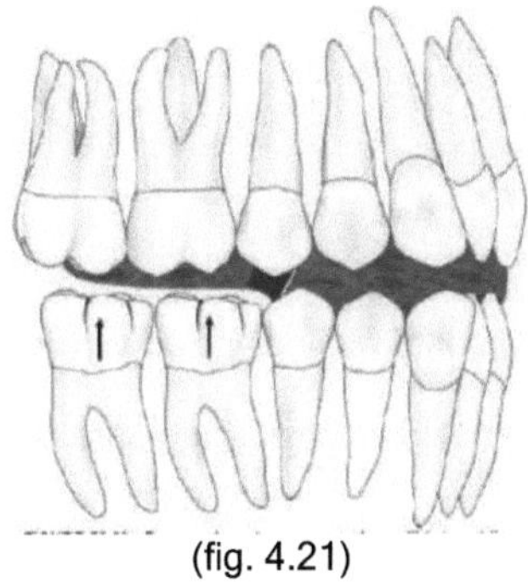

(fig. 4.21)

Fase de apoio

Após a correção sagital, inicia-se a fase de suporte. O aparelho maxilar é cortado do bloco de mordida, a sua área de expansão é selada com acrílico de cura a frio e é criado um mecanismo de bloqueio anterior para a mandíbula, que sustenta a relação de classe I.

Durante este período, os pré-molares irrompem para nivelar a curva de Spee, e a adaptação neuromuscular continua. Para manter a dimensão vertical corrigida, um batente vertical plano de acrílico estende-se para a frente a partir do plano inclinado para encaixar os incisivos inferiores. (fig. 4.22)

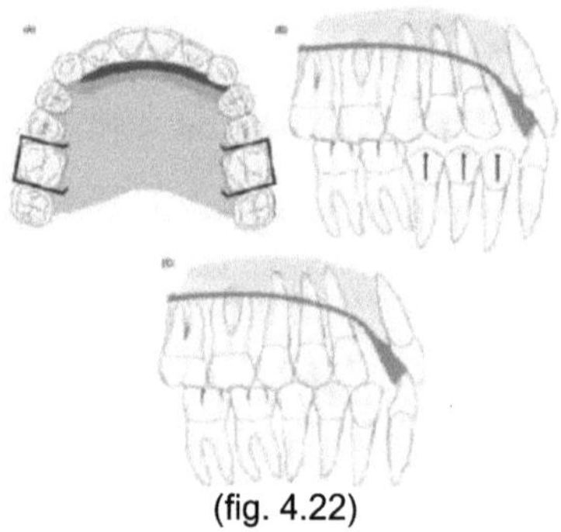

(fig. 4.22)

Fase de retenção

Uma boa oclusão do segmento vestibular é a pedra angular da estabilidade. O aparelho pode ser gradualmente reduzido para uso noturno. A remoção precoce do aparelho resulta num crescimento subnormal do côndilo posterior. Aumentar a duração do avanço mandibular assegura níveis normais de crescimento mandibular no período pós-tratamento.[90]

Efeitos do tratamento com um aparelho funcional amovível

Os efeitos do twin block no desenvolvimento da oclusão, nas estruturas dentoalveolares, no esqueleto maxilo-mandibular, nos tecidos moles da face e nos espaços oro-nasais têm sido estudados principalmente através de telerradiografias em norma lateral e, recentemente, de TCFC. Em geral, o aparelho twin block causa um posicionamento da mandíbula para frente e um efeito retrusivo na dentição maxilar e nas estruturas dentoalveolares. A expansão maxilar leva ao desenvolvimento do arco e proporciona espaço para a retração dos dentes anteriores superiores e para a resolução dos apinhamentos menores. Há um aumento da proclinação dos incisivos mandibulares e uma redução da proclinação dos incisivos maxilares. A correção do overjet é contribuída por um desvio sagital da mandíbula e por correcções dentárias. O ângulo ANB melhora com a correção sagital. O aparelho Twin Block também produz alguma rotação mandibular no sentido contrário ao dos ponteiros do relógio devido à ação dos blocos de mordida, melhorando assim a relação de Jarabak.[46]

Em geral, há uma melhora no selamento labial, levando a uma melhora na respiração nasal e uma melhora geral na estética facial e na autoestima da criança. Há controvérsias se os efeitos a longo prazo do aparelho funcional podem levar a um aumento do comprimento da mandíbula. Os ensaios clínicos aleatórios controlados sobre a eficácia do tratamento ortodôntico precoce com o aparelho twin block, realizados por O'Brien et al. mostraram uma redução substancial dos over-jets em crianças com má oclusão de classe II, que se deve principalmente a alterações dentoalveolares, com um pequeno elemento de alteração esquelética favorável.

A revisão sistemática e meta-análise de Koretsi et al. (2015) sobre os efeitos do tratamento de aparelhos funcionais removíveis em pacientes mostrou que as alterações esqueléticas foram mais pronunciadas com o aparelho twin block do que com os outros aparelhos removíveis. O estudo mostrou uma diminuição no ângulo ANB (-1,960/ano, 95% CI; 0,2,58 a -1,330/ano) e um aumento mínimo no ângulo SNB (1,190/ano, 95% CI; 0,76-1,610/ano) em comparação com o grupo de controlo não tratado com o aparelho twin block.

Outra meta-análise realizada por Ehsani et al. (2015) avaliou os efeitos do tratamento a curto prazo produzidos pelo aparelho twin block. As alterações dentoalveolares, o aumento do comprimento mandibular (Co-Gn) e o movimento para frente da mandíbula (SNB) foram uma caraterística consistente. Siara-Olds et al. avaliaram as alterações dentoalveolares a longo prazo dos aparelhos funcionais. Entre os aparelhos avaliados, o grupo twin block mostrou alterações esqueléticas estáveis. Além disso, o twin block apresentou o melhor controlo vertical e efeito flare nos incisivos inferiores. Wadhawan e Kharbanda et al. relataram que o complexo côndilo-glenoide (C-GF) se deslocou para frente após 28 meses de terapia com aparelhos twin block, o que parece ser um dos mecanismos de ação dos aparelhos funcionais.

As alterações iniciais na disposição estrutural anatómica interna do complexo da articulação temporomandibular (ATM) normalizam para a sua posição pré-tratamento no final da fase fixa da terapia.

A terapia de bloqueio duplo conduz a vários efeitos benéficos nos espaços oro-naso-faríngeos. Estes incluem um alargamento significativo da orofaringe e da hipofaringe, bem como uma forma transversal mais elíptica da orofaringe. O osso hioide move-se para uma posição anterior após o tratamento com twin block. Verifica-se um aumento significativo de todos os parâmetros da via aérea faríngea nos indivíduos tratados com o aparelho twinblock durante 8 meses.

A análise 3D do aparelho twin block na mandíbula e nas estruturas cranianas mostrou que aumenta o volume do côndilo, o comprimento da mandíbula e a distância intercondilar, estimulando o crescimento do côndilo no sentido ascendente e descendente, diminui o ângulo de sela, o ângulo ANB e a convexidade facial através da remodelação da fossa glenoide e da posição anterior da mandíbula.

Retenção

Uma "retenção a longo prazo" é a chave para manter os resultados do tratamento após a terapia com aparelhos funcionais. Um aparelho que consegue manter a mandíbula na oclusão alcançada é aceitável; no entanto, os seus efeitos indesejáveis na proclinação dos incisivos devem ser analisados. A tendência de crescimento da face, o crescimento mandibular residual e o crescimento mandibular tardio influenciam o protocolo de contenção. É uma boa ideia continuar a contenção para além da puberdade, ou seja, quando se atinge a idade adulta.

Todos os outros factores que contribuem para uma boa retenção, incluindo uma boa intercuspidação, uma oclusão equilibrada e funcional e a saúde periodontal, são significativamente importantes para a manutenção da oclusão após o tratamento ortodôntico e igualmente após a terapia com aparelhos funcionais. Clark afirmou que "a retenção funcional é recomendada após a terapia funcional".

Recomenda-se o uso de um aparelho removível com o plano inclinado invertido. O aparelho usado na fase ativa pode continuar a ser usado. Na nossa experiência no All India Institute of Medical Sciences (AIIMS), em Nova Deli, Índia, onde tratámos casos com overjet grande, a recidiva tende a ocorrer quando a mandíbula volta para trás, mas o overjet é mantido à custa da proclinação dos incisivos mandibulares.

Por isso, tendemos a pensar num maior apoio para a mandíbula, utilizando o aparelho bionator durante o apoio e a retenção, ao qual os pacientes se adaptam muito bem. O aparelho é utilizado por um período de um ano ou mais.

Aparelho Twin Block na má oclusão de classe II div 2 e classe III

Os doentes da classe II divisão 2 requerem um desenvolvimento sagital progressivo. Um desenvolvimento combinado transversal e sagital é conseguido com o parafuso de três vias. O aparelho Twin-Block para a má oclusão de Classe III pode ser modificado invertendo a inclinação e registando a mordida segurando a mandíbula o mais distalmente possível.

Os pacientes da pseudo-classe III apresentam uma resposta favorável instantânea. É preferível o tratamento precoce durante a dentição decídua ou a dentição mista precoce. O registo da mordida é efectuado com os dentes próximos da posição de retrusão máxima, deixando espaço suficiente entre o segmento vestibular superior e inferior (fig. 4.23)

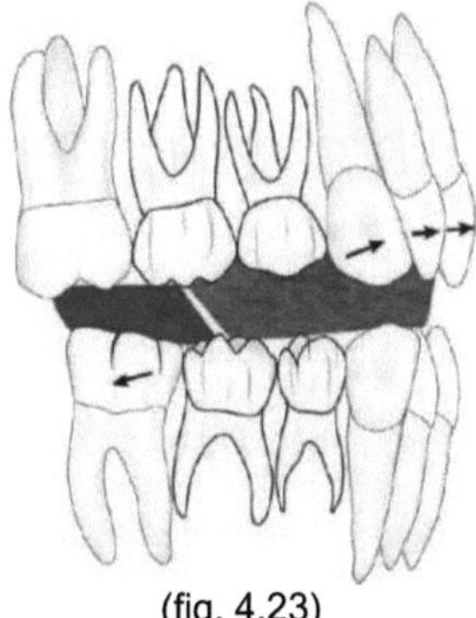

(fig. 4.23)

Desenvolvimento de um bloco duplo fixo

O Dr. Clark continuou a desenvolver e a evoluir o desenho do bloco duplo para eficácia e diferentes situações clínicas de má oclusão, incluindo a cooperação do paciente. Ele iniciou o conceito de bloco duplo no início da década de 1990. No entanto, foi por volta de 2008 que foi criado o primeiro bloco pré-formado que podia ser utilizado como um acessório para dobras de molares utilizando um acessório de lâmina inserido numa bainha lingual.

Era difícil encaixar corretamente os blocos como fixação na banda molar, o que constituía um fator limitativo importante. Em 2010, a nova versão tentou eliminar a fixação à banda molar. Os blocos superiores e inferiores são colados diretamente aos dentes.

Os blocos foram concebidos para cobrir as superfícies lingual e oclusal dos dentes, deixando as superfícies vestibulares livres para a fixação de brackets colados. O bloco superior cobre o segundo pré-molar e estende-se distalmente até à região do segundo molar.

O bloco inferior cobre os pré-molares com extensões linguais no canino e no primeiro molar. Em 2014, foi encontrada a solução definitiva para o bloco duplo fixo.

As extensões bucais são adicionadas aos blocos pré-formados para melhorar a estabilidade e a retenção. Os blocos encaixam sobre os dentes e são preenchidos com material Triad (material de fotopolimerização visível da Dentsply-Sirona) para um ajuste preciso. A técnica é semelhante à da coroa e ponte provisórias e pode ser utilizada como uma técnica direta ou indireta, depois de verificar primeiro o ajuste dos blocos num modelo de trabalho (fig. 4.24)

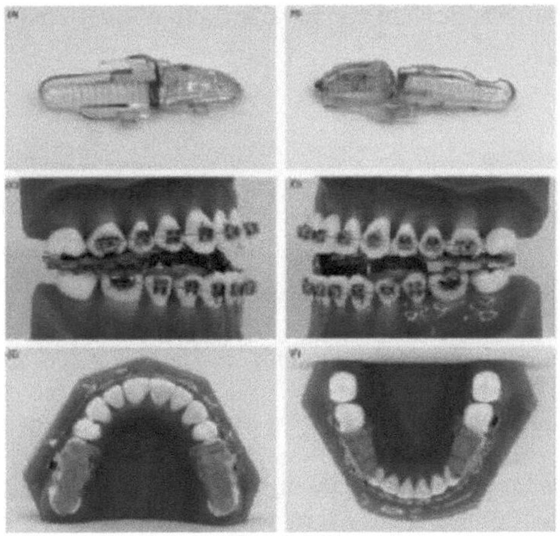

(fig. 4.24)

Interceção com aparelhos funcionais fixos[1,13]

Com aparelhos funcionais removíveis, descrevemos o tratamento da má oclusão de classe II em pacientes em crescimento com mandíbula retrusiva. A principal abordagem terapêutica envolveu o reposicionamento da mandíbula para a frente e a contenção da protrusão dentoalveolar e esquelética maxilar com aparelhos removíveis ou aparelhos extrabucais de Kloehn ou uma combinação do aparelho funcional com o extrabucal.

O sucesso do tratamento com essas modalidades de tratamento depende muito da colaboração do paciente no uso do aparelho removível e/ou do aparelho extrabucal. Portanto, em pacientes que não aderem ao tratamento, foram desenvolvidas estratégias alternativas de tratamento com aparelhos funcionais. Esses dispositivos são amplamente agrupados como "aparelhos funcionais fixos" (FFA). Os aparelhos funcionais fixos são frequentemente utilizados em combinação com o aparelho fixo com banda total.

Perspectivas históricas

Embora o primeiro aparelho fixo tenha sido utilizado já em 1905 por Emil Herbst, a popularidade dos aparelhos funcionais fixos em aplicações clínicas só foi estabelecida nas últimas três décadas. Estes aparelhos são agora utilizados tanto em pacientes que cumprem como em pacientes que não cumprem as suas obrigações, devido à sua maior eficácia na correção sagital da má oclusão num período de tempo relativamente curto. A maioria dos AFAs são variações de um mecanismo telescópico.

O FFA é fixado bilateralmente nos molares superiores na sua extremidade distal e mesialmente na arcada mandibular para mantê-la numa postura anterior. O AFA passou por uma transição evolutiva em termos de design e utilização, desde a sua primeira versão de sistema telescópico rígido (aparelho funcional fixo rígido), ou seja, o aparelho de Herbst, seguido de versões flexíveis (aparelho funcional fixo flexível) até sistemas de aparelhos mais recentes que são relativamente flexíveis, mas suficientemente rígidos (tipo híbrido) para manter a posição mandibular para a frente. As extremidades mesiais da maioria dos aparelhos funcionais fixos recebem ancoragem da dentição mandibular.

Por conseguinte, é difícil controlar os efeitos dentários indesejáveis. A modificação mais recente do FFA é a que tem a sua extremidade mesial ligada a um dispositivo de ancoragem temporário que é colocado no corpo da mandíbula. É designado por AFA suportado por implante. Os AFA suportados por implantes ou placas derivam a ancoragem da mandíbula, pelo que as alterações dentárias indesejadas são minimizadas ou completamente eliminadas. Os AFA têm várias vantagens sobre os aparelhos funcionais móveis.

Vantagens do FFA em relação a outros aparelhos funcionais

1. Os FFAs têm a vantagem de gerar estímulos contínuos para o crescimento mandibular sem qualquer interrupção.

2. A FFA é relativamente mais pequena e, por isso, permite uma melhor adaptação a funções como a mastigação, a deglutição, a fala e a respiração.

3. Os aparelhos funcionais fixos tratam a má oclusão de classe II com sucesso num período de tempo mais curto e com menor necessidade de cooperação do paciente.

4. Sua maior vantagem parece ser para aqueles pacientes que se apresentam para tratamento ortodôntico no final do crescimento facial. Os aparelhos funcionais fixos, sendo aparelhos de 24 horas de uso, produzem uma rápida correção sagital, tirando o máximo proveito do curto período de crescimento esquelético remanescente. Esta parece ser a indicação mais

apropriada para o uso de AFA, para além dos pacientes não conformes.

Aparelhos funcionais fixos rígidos Os aparelhos funcionais fixos rígidos (RFFA) são fixados distalmente aos molares superiores ou à arcada superior e devem manter a mandíbula na posição postural para a frente através de um mecanismo rígido, que é fixado à arcada inferior. Quando o aparelho é colocado na boca do paciente, ele não consegue fechar os dentes em relação cêntrica. Estes aparelhos são verdadeiramente não-conformes. O aparelho de Herbst foi o primeiro aparelho deste tipo a ser introduzido na prática ortodôntica. No entanto, estão atualmente disponíveis no mercado numerosas modificações e semelhanças, concebidas para maximizar o conforto do doente e minimizar as rupturas, um problema comum com estes acessórios.

Aparelho Herbst

O aparelho de Herbst foi descrito pela primeira vez por Emil Herbst em 1905, no Congresso Dentário de Berlim. Depois disso, muito pouco foi escrito sobre este aparelho até ao final dos anos 70, quando Hans Pancherz reintroduziu, investigou e propagou este aparelho. Ele continua a publicar pesquisas sobre a sua eficácia e efeitos a longo prazo. Embora o aparelho tenha sido introduzido como um aparelho funcional para ser usado no crescimento puberal, a sua eficácia em pacientes adultos foi recentemente relatada.

Sistema Herbst de aparelhos (fig. 4.25)

O aparelho de Herbst é utilizado em ambos os lados da arcada dentária. Cada aparelho é composto por um tubo e um êmbolo. Cada eixo mantém o tubo no lugar com a ajuda de um parafuso. O êmbolo é fixado aos pré-molares/arcos mandibulares de forma semelhante. O comprimento do êmbolo determina a quantidade de postura para a frente da mandíbula. Os eixos são soldados nas bandas dos molares ou nas coroas de aço. As modificações no sistema de fixação dos eixos/parafusos fizeram evoluir o aparelho do tipo I para os tipos II e IV. Herbst tipo I Caracteriza-se por um sistema de fixação às coroas ou bandas

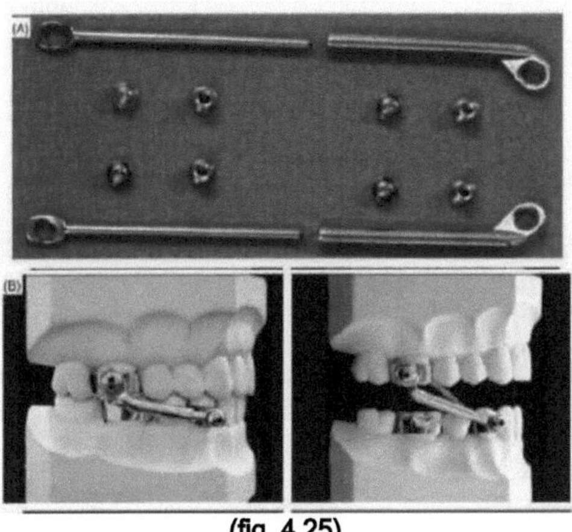

(fig. 4.25)

ou à estrutura de arame (desenho de tala) através da utilização de parafusos. **(fig. 4.26)**

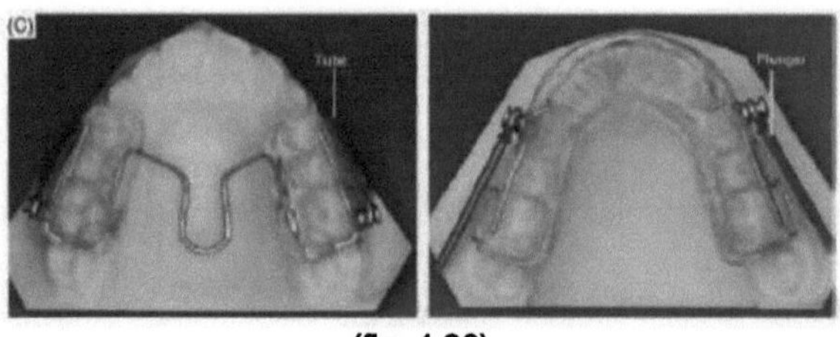

(fig. 4.26)

Esta é a forma mais comum de utilização do aparelho de Herbst. É necessário soldar os eixos às bandas ou coroas dos molares, e depois fixar os tubos e êmbolos com os parafusos. O aparelho de Herbst não permite movimentos laterais da mandíbula. É extremamente difícil colocar os eixos direito e esquerdo em alinhamento, o que os torna susceptíveis a quebras. As roturas são frequentes no aparelho de Herbst.

Herbst tipo II

Possui um sistema que permite a sua fixação direta nos arcos através da utilização de fechos de parafuso especiais. O aparelho rígido, que é fixado em arcos relativamente menos rígidos, tem vários inconvenientes. Provoca dificuldades nos movimentos laterais da mandíbula e é frequente a fratura por stress dos arcos.

Herbst tipo IV Foi concebido para permitir uma maior flexibilidade dos movimentos mandibulares através de um sistema de bola e encaixe. O parafuso é substituído por um fecho de bloqueio especial. A principal desvantagem era o afrouxamento e a quebra do fecho de bloqueio. **(fig. 4.27)**

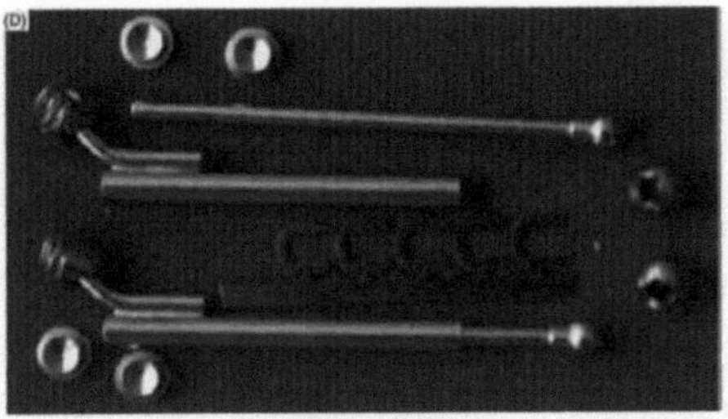
(fig. 4.27)

Surgiram variações do aparelho de Herbst e de sistemas semelhantes, utilizando acessórios esféricos, numa tentativa de:

1. Melhorar o conforto e a aceitação do doente.

2. Minimizar problemas clínicos, como falhas de soldadura e rupturas.

3. Reduzir a frequência das consultas de urgência.

4. Permitir bons movimentos laterais da mandíbula.

5. Permite uma fácil aplicação em talas para correção em dentição mista.

Os aparelhos do tipo Herbst incluem:

1. A mordida em consola Jumper

2. Aparelho MALU Herbst

3. Aparelho Flip-Lock Herbst

4. O dispositivo telescópico magnético

Registo de mordidas para o aparelho Herbst

Não existe um consenso universal quanto à quantidade "ideal" de posição anterior da mandíbula para o registo da mordida. A maioria dos médicos concorda com o registo de mordida dos incisivos de ponta a ponta em pacientes com um overjet de aproximadamente 7 mm ou menos. Se o trespasse for superior a 7 mm, obtém-se um registo de mordida que representa metade da distância do trespasse para o fabrico inicial do aparelho e, em seguida, o aparelho Herbst é reativado a cada 2-3 meses, em incrementos de 2-3 mm, até se conseguir uma relação incisal de extremo a extremo.

Tala de tipo cimentado-Z colada Aparelho de Herbst

O aparelho Herbst é fornecido numa embalagem que consiste num par de mangas de tubo e êmbolo que se encaixam. Existem quatro eixos e parafusos correspondentes, um conjunto para cada quadrante. Para distinguir o lado direito do tubo do lado esquerdo, coloque-o na posição vestibular da coroa do primeiro molar superior. O tubo correto na sua extremidade mesial está direcionado ligeiramente para dentro. Pancherz utilizou eixos soldados nas bandas dos primeiros molares superiores e dos primeiros pré-molares inferiores, mas isso nem sempre é possível, especialmente na dentição mista. Em alternativa, foi sugerido um desenho de tala com cobertura acrílica sobre vários dentes. A cobertura acrílica sobre os incisivos inferiores ajuda a limitar a quantidade de proclinação dos incisivos durante o tratamento.

Fabrico de electrodomésticos

A mordida de cera é transferida para os modelos de trabalho. A estrutura de arame nos modelos de trabalho superior e inferior é efectuada de forma semelhante à apresentada por Howe e posteriormente descrita por McNamara.

Estrutura de arame na arcada maxilar

A estrutura do fio é composta por um fio SS de suporte principal de calibre 18 ou 0,045 pol. de diâmetro que se estende da porção vestibular dos dentes posteriores; cruza para o aspeto palatino ao nível da superfície mesial do primeiro bicúspide e continua como uma estrutura de adaptação estreita ao longo da superfície lingual dos bicúspides e molares. Um fio transpalatino com uma ansa ómega virada para distal é adaptado da superfície palatina de um molar para o outro. Os pivôs estão localizados na região da superfície vestibular dos primeiros molares superiores.

Estrutura de arame na arcada mandibular

O conjunto de fios consiste em fios de suporte vestibular e lingual, que são posteriormente soldados entre si. O fio de suporte lingual estende-se como um fio contínuo ao longo da superfície lingual da parte anterior inferior. É depois soldado ao fio de suporte vestibular. Os pivôs estão localizados na região da face vestibular dos primeiros pré-molares inferiores.

Soldadura

O passo seguinte consiste em soldar os vários componentes de arame. Uma grande quantidade de solda é aplicada nos pontos onde os eixos Herbst devem ser fixados.

Os eixos são soldados logo acima da região da cúspide distobucal dos molares superiores e na superfície mesio-bucal dos primeiros pré-molares inferiores. Isso faz com que a extensão do eixo intermaxilar seja maior e mais confortável. Os eixos devem ser soldados paralelamente uns aos outros. Os tubos são então colocados no eixo maxilar de cada lado e fixados com os parafusos. Cada êmbolo é inserido no interior do tubo e verificado quanto ao seu livre deslizamento durante a abertura e o fecho do articulador. O eixo mal colocado deve ser identificado e soldado corretamente. Os modelos superior e inferior são mantidos na posição de mordedura correta. O tubo e o êmbolo são colocados um sobre o outro na posição de ilhós sobre os pivots. Os comprimentos corretos do tubo e do êmbolo são marcados e cortados com uma serra de corte de metal e as extremidades são alisadas. Os pedaços cortados dos tubos são guardados para serem utilizados como anéis em futuras activações do aparelho.

Acrilização do aparelho

O conjunto do êmbolo e do tubo é retirado dos moldes. Os modelos de estudo são embebidos em água e é aplicado um meio de separação. A estrutura de arame é fixada nos moldes por meio de uma cera adesiva. A acrilização com acrílico de cura a frio é efectuada utilizando o método do sal e pimenta. A espessura da cobertura oclusal é cerca de metade do espaço intermolar vertical na arcada maxilar. Na arcada mandibular, o acrílico estende-se de molar a molar, cobrindo o terço médio dos dentes anteriores e seguindo o contorno gengival dos dentes posteriores. O aparelho é deixado a curar em água morna. O aparelho é aparado e acabado, sobretudo nos bordos gengivais e em todas as superfícies do acrílico, exceto as que estão em contacto com as superfícies dos dentes. Os orifícios de escape para o cimento são efectuados na parte oclusal da estrutura do aparelho. Colocação do aparelho

Depois de recortadas e polidas, estas talas são colocadas em moldes articulados e verificadas quanto a eventuais interferências oclusais. As talas são então colocadas na boca do paciente, fixando os tubos e êmbolos nos seus respectivos lugares.

São verificados os seguintes pontos:

• A quantidade de posicionamento para a frente produzida pelo tubo.

• O êmbolo não é excessivamente comprido, de modo a não colidir com a mucosa bucal.

• As interferências oclusais, se existirem, devem ser ajustadas antes da cimentação.

As talas são cimentadas na boca do paciente com cimento de ionómero de vidro após um curso de polimento e isolamento adequado. Os êmbolos são inseridos e os parafusos são apertados. O comprimento excessivo dos êmbolos ou tubos é ajustado antes da cimentação.

Manipulação clínica

O aparelho de Herbst não é um aparelho confortável, pois uma vez colocado, o paciente não consegue colocar a mandíbula em oclusão cêntrica. Nos primeiros dias, surgem sinais de dores musculares nos músculos da mandíbula e na zona da ATM. Também há dificuldades devido à alteração da fala e da mastigação. O aparelho produzirá mudanças rápidas na oclusão dentro de 3-6 meses, mostrando a correção da má oclusão de classe II para a oclusão de classe I. Sinais de distalização dos molares superiores, o que é chamado de Efeito Headgear, também podem ser visualizados clinicamente. Após 6-9 meses, o aparelho é removido e a segunda fase do tratamento é iniciada com a terapia com aparelho fixo. O objetivo desta fase é manter a oclusão bucal e o detalhe da oclusão posterior.

Alterações cefalométricas esqueléticas e dentárias com o tratamento com o aparelho Herbst

Verificou-se que o aparelho de Herbst tem um efeito de restrição mínimo ou insignificante no crescimento da maxila. No entanto, tem um efeito significativo no molar superior, fazendo com que este se desloque e se incline para distal.

O efeito do aparelho extrabucal nos molares superiores é um subproduto do aparelho funcional fixo ancorado nos molares. Crescimento mandibular:

O principal efeito terapêutico do aparelho de Herbst é o aumento do crescimento sagital da mandíbula, enquanto o crescimento vertical não é afetado por este tratamento.

Pancherzrelatou que, com o aparelho Herbst bandado, a correção sagital dos molares foi contribuída por alterações esqueléticas e dentárias. A contribuição das alterações esqueléticas foi de 43% e os 57% restantes foram devidos às alterações dentoalveolares. Overjet: A correção do overjet foi de 56% devido a alterações esqueléticas e 44% devido a alterações dentoalveolares. As alterações dentoalveolares incluem a proclinação dos incisivos inferiores e a distalização e intrusão dos molares superiores. Estas alterações são semelhantes às produzidas pelo arnês de tração alta. Abertura da mordida: Verticalmente, a sobremordida é reduzida. Isto ocorre devido a uma intrusão dos incisivos inferiores e a uma maior erupção dos molares inferiores. Efeitos no esqueleto craniofacial: As alterações cefalométricas a curto prazo produzidas pelo aparelho de Herbst em indivíduos em crescimento mostraram que a correção da relação molar se deveu principalmente ao posicionamento da mandíbula para a frente, a algum deslocamento para a frente do molar inferior e ao deslocamento distal dos molares superiores.

A terapia com aparelhos resulta num aumento do comprimento mandibular, na redução do ângulo ANB e no aumento da altura facial anterior. Estudos documentaram aumentos significativos no comprimento mandibular em comparação com controlos não tratados que variaram em média 2,0 mm durante um período de 6 meses para o aparelho com bandas e 3,0 mm durante um período de tratamento de 1 ano para o aparelho Herbst com tala acrílica.

Durante o período pós-tratamento, a maioria das alterações morfológicas mandibulares voltam ao normal, e nenhuma influência a longo prazo do tratamento Herbst no crescimento mandibular pode ser verificada. Seus efeitos sobre a maxila são semelhantes aos de um aparelho extrabucal de tração alta. O tratamento Herbst é especialmente indicado na dentição permanente no pico de crescimento pubertário ou logo após, para que uma boa oclusão e interdigitação possam ser alcançadas. Os efeitos a longo prazo do tratamento Herbst na ATM foram investigados em estudos clínicos e de ressonância magnética sem quaisquer resultados adversos. Pelo contrário, o aparelho de Herbst pode ser útil em pacientes com deslocação anterior do disco.

Uma revisão sistemática relatou que o aparelho Herbst tipo splint, no tratamento de adolescentes, produz uma melhora significativa na má oclusão de classe II divisão I e mudanças no esqueleto facial. O uso do aparelho de Herbst tipo splint no tratamento de adolescentes com má oclusão de classe II divisão 1 resultou em aumento do comprimento anteroposterior da mandíbula, aumento da altura vertical do ramo, aumento da altura facial inferior, proclinação dos incisivos inferiores, movimento mesial dos molares inferiores e movimento distal dos molares superiores. O aparelho provocou uma diminuição significativa da discrepância intermaxilar, melhorias no overjet e na sobremordida. O aparelho não produz alterações significativas nos incisivos superiores. Os molares superiores estão significativamente mais retruídos, (1,5-5,4 mm) ligeiramente intruídos, e retroinclinados 5,6° após o tratamento.

Aparelho de Herbst para tratamento não cirúrgico no início e no final da idade adulta

O aparelho de Herbst com a terapia de braquetes múltiplos fixos pode ser usado com sucesso como uma combinação de aparelhos alternativos para o tratamento não-cirúrgico e sem extração de indivíduos classe II divisão I no início e no final da idade adulta. Ruf e Pancherz47, em indivíduos com idades entre 15,7 e 44,4 anos (média de 21,4 anos), obtiveram resultados bem sucedidos em um estudo de curto prazo. A correção da Classe II foi alcançada tanto por alterações esqueléticas quanto dentárias. A correção do overjet ocorreu principalmente por alterações dentárias (13% esqueléticas e 87% dentárias). Da mesma forma, a correção dos molares ocorreu através de 22% de alterações esqueléticas e 78% de alterações dentárias.

Aparelho de reposicionamento mandibular anterior (MARA) (fig. 4.28)

O aparelho de reposicionamento anterior mandibular ou MARA é um aparelho funcional fixo rígido miniaturizado, fixado principalmente nos primeiros molares superiores de ambos os lados. A parte principal do aparelho consiste em cames feitos de arame quadrado de 0,060" que são encaixados em tubos de 0,062" fixados nos primeiros molares superiores. Cada primeiro molar inferior tem um braço de 0.059 in. colocado perpendicularmente à sua superfície vestibular que interfere com o came superior, ajustado de forma a guiar a mandíbula para a oclusão de classe I.

O aparelho MARA foi uma criação conjunta de Douglas Toll, da Alemanha, e Jim Eckhart, dos EUA. O aparelho MARA é indicado principalmente quando a maioria dos dentes permanentes está prestes a irromper ou na dentição mista tardia.

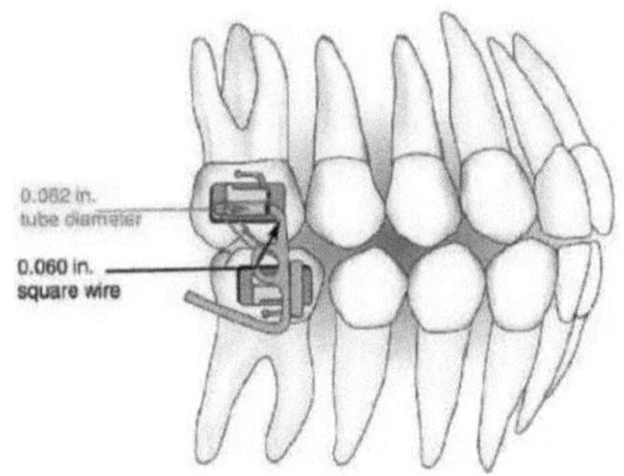

(fig. 4.28)

Aparelho funcional fixo flexível (FFFA)

Camisola Jasper (fig. 4.29)

A introdução do Jasper Jumper, um dispositivo com mola, coberto com tubos revestidos de vinil e com acessórios para o tubo do molar superior e para o fio inferior na região do pré-molar canino, foi uma grande mudança em relação ao tradicional aparelho rígido de Herbst.

A principal vantagem do FFFA JJ é atribuída à sua flexibilidade que permite ao paciente fechar em relação cêntrica e efetuar movimentos laterais com facilidade. O JJ é utilizado em combinação com a terapia com aparelho fixo. É conhecido por causar uma rápida correção das relações de classe II, com uma grande contribuição das alterações dentárias. Provoca um aumento significativo do IMPA, o que não é desejado

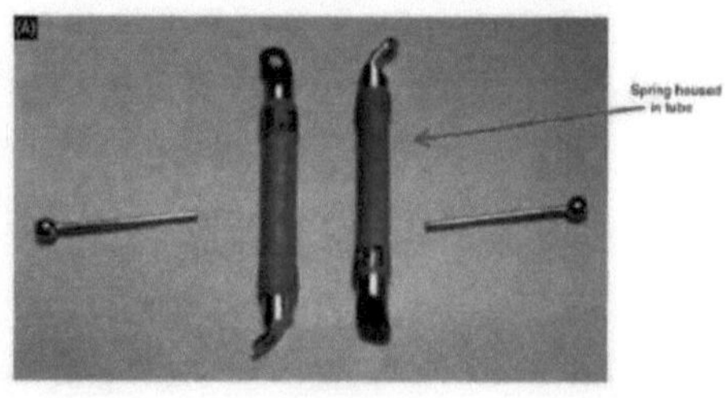

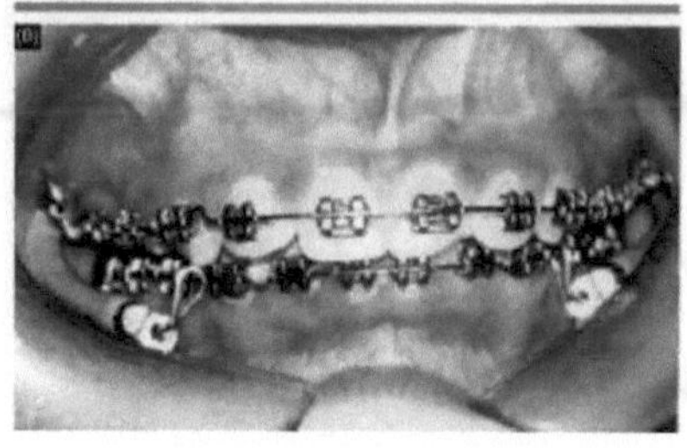

(fig. 4.29)

Os inconvenientes mecânicos do aparelho Jasper Jumper são as fracturas frequentes e a fadiga das molas. Com as novas molas resistentes à fadiga, este problema foi resolvido em grande medida. Após a introdução do conceito de aparelho funcional flexível JJ, foram introduzidos outros aparelhos funcionais fixos flexíveis semelhantes.

Super mola Klapper (fig. 4.30)

É um auxiliar que consiste numa mola multi-flexível de níquel-titânio introduzida por Lewis Klapper em 1997. A mola é fixada ao primeiro molar superior num tubo molar especialmente concebido para o efeito e ao fio mandibular.

O aparelho pode ser utilizado tanto em casos de extração como de não extração. As molas são emparelhadas do lado esquerdo e do lado direito.

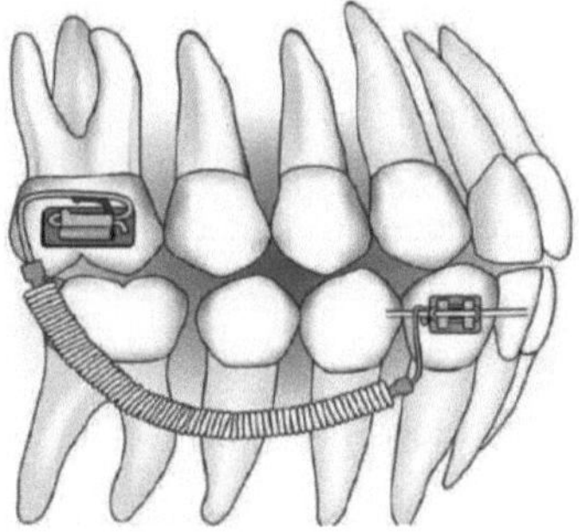

(fig. 4.30)

Corretor de mordida ajustável

O corretor de mordida ajustável ou aparelho ABC foi introduzido por R.P. West em 1995. É semelhante ao aparelho de Herbst em termos de efeitos de tratamento. As suas partes incluem um aparelho universal esquerdo e direito com comprimentos ajustáveis e molas extensíveis.

Aparelhos funcionais fixos híbridos

Destinam-se a uma força contínua que é mais leve e, no entanto, mantém a mandíbula para a frente. Estes aparelhos utilizam o mecanismo telescópico para apoio e uma mola helicoidal inquebrável e resistente à fadiga de alta qualidade para fornecer uma força constante que mantém a mandíbula para a frente de forma ininterrupta. Estão listados diferentes aparelhos funcionais fixos híbridos (HFFA):

1. A mola Eureka (Eureka Spring Inc.) é constituída por um mecanismo de telescopia e tem uma mola no interior do êmbolo.

2. O corretor de mordida Twin Force (Ortho Organizers) tem um sistema telescópico de articulação dupla.

3. Forsus (3M Unitek Orthodontics) fornece força a partir de uma mola helicoidal inquebrável.

A maioria dos aparelhos funcionais fixos híbridos tem um corpo rígido que é suportado por um dispositivo com mola que permite que a criança morda em oclusão cêntrica. Produz uma força contínua de 150-200 g.

Mola Eureka Foi introduzida pela DeVincenzo em 1997.

Este aparelho foi concebido para ser utilizado com um aparelho fixo totalmente colado com arcos pesados. Os molares superiores devem ser estabilizados com uma barra transpalatina. O aparelho tem um conjunto de pistão e êmbolo carregado com uma mola que está disponível em duas gamas de força, 150 e 210 g. A força da mola é linear ao longo do comprimento do impulso do êmbolo e é de 16,6 g por cada milímetro de compressão do êmbolo.

Este aparelho está agora disponível com um sistema de fecho rápido para fixação e libertação no arco mandibular imediatamente distal ao canino. O aparelho é eficaz na correção da classe II, que ocorre quase inteiramente através do movimento dentoalveolar contribuído pelas dentições maxilar e mandibular, sem alterar ou aumentar a dimensão vertical.

Corretor de mordida de força dupla

O corretor de mordida de força dupla (Ortho Organizers) tem módulos de força dupla que estão encerrados num cilindro metálico. É fixado ao arco mandibular através de um dispositivo de fixação com parafusos quadrados especiais para um ajuste seguro. O aparelho é relativamente pequeno, suave e higiénico.

Aparelho Forsus

O aparelho Forsus (3M Unitek) também foi concebido para ser utilizado com um aparelho fixo. É fornecido como um kit pré-fabricado pronto a ligar, com cinco comprimentos diferentes de 25, 29, 32, 35 e 38 mm. O comprimento adequado é selecionado pedindo ao paciente para trazer a sua mandíbula para a frente numa relação molar de classe I e medindo a distância entre a distal do tubo do molar superior e a distal do braquete do canino com uma régua descartável fornecida com o kit.

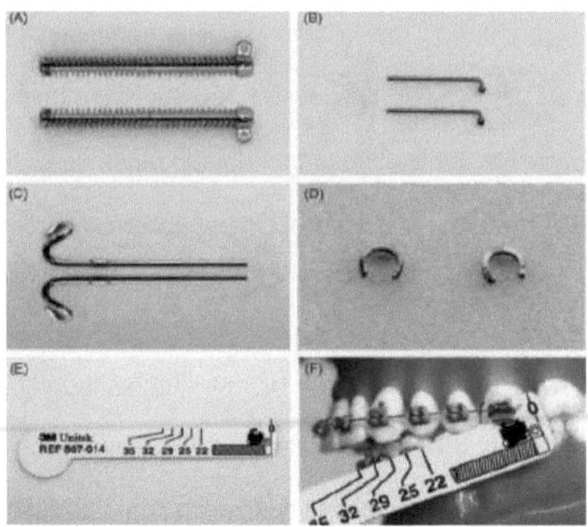

(fig. 4.31)

Componentes do dispositivo resistente à fadiga Forsus e processo de seleção do tamanho utilizando uma régua descartável. (A, B) Módulo da mola em L. (C) Hastes de pressão. (D) Cravos divididos. (E, F) Calibre de medição. **(fig. 4.31)**

O aparelho é normalmente colocado depois de as arcadas superior e inferior terem sido alinhadas para detetar pequenos apinhamentos e de terem sido colocados arcos rígidos de aço em ambos os maxilares, o que é particularmente essencial para a arcada inferior, uma vez que a extremidade mesial do aparelho é fixada no arco distal ao braquete do canino. A extremidade maxilar é enganchada nos tubos vestibulares. A arcada inferior é suportada por um arco lingual inferior que reforça a ancoragem como uma unidade única. Um arco transpalatino é fornecido nos primeiros molares superiores para evitar o seu alargamento vestibular

132

devido a uma força de distalização.

Efeitos do aparelho funcional fixo

Perinetti et al. revisaram a literatura para avaliar os efeitos esqueléticos e dentoalveolares dos aparelhos funcionais fixos, isoladamente ou em combinação com aparelhos multibraquetes, na má oclusão de Classe II em pacientes púberes e pós-púberes.

As alterações globais do comprimento mandibular total foram de 2,22 mm e 0,44 mm para os pacientes púberes e pós-púberes, respetivamente. A análise de subgrupo para o comprimento mandibular total revelou um efeito estatisticamente significativo maior para os pacientes púberes em comparação com os pacientes pós-púberes para o tratamento funcional isolado, mas não para o tratamento abrangente.

Os alongamentos mandibulares totais suplementares como média (IC 95%) foram de 1,95 mm (1,47-2,44) e 2,22 mm (1,63-2,82) entre os pacientes púberes e -1,73 mm (-2,60 a -0,86) e 0,44 mm (-0,78 a 1,66) entre os pacientes pós-púberes, para os tratamentos funcional e abrangente, respetivamente. Também observaram que o FFA é eficaz no tratamento da má oclusão de Classe II com efeitos esqueléticos quando realizado durante a fase de crescimento puberal.

No entanto, a correção esquelética, por si só, não é responsável pela correção global, que inclui também as alterações dentoalveolares.

Outra meta-análise efectuada por Zymperdikas et al. (2016) mostrou que os FFAs são eficazes no tratamento da má oclusão de classe II com pequena estimulação do crescimento mandibular, pequena inibição do crescimento maxilar e com alterações dentoalveolares e dos tecidos moles mais pronunciadas.

Ishaq et al. avaliaram as alterações esqueléticas mandibulares (horizontais e verticais) em pacientes circum-púberes com AFA e aparelho multibraquetes, comparando-os com pacientes não tratados, através de meta-análise.

O FFA parece não ter efeitos esqueléticos posicionais ou dimensionais significativos na mandíbula. No entanto, os efeitos esqueléticos dimensionais são ligeiramente maiores no subgrupo puberal do que no subgrupo pós-puberal, o que não foi estatisticamente significativo. Da mesma forma, a dimensão vertical também não apresentou alterações significativas.

Bock et al. relataram a boa estabilidade do aparelho de Herbst, sem alterações clinicamente relevantes em uma média de 58 meses de período pós-tratamento. Recentemente, o aparelho AdvanSync classe II molar a molar foi introduzido para a correção da má oclusão esquelética de classe II. A sua ancoragem é efectuada nos primeiros molares superiores e inferiores.

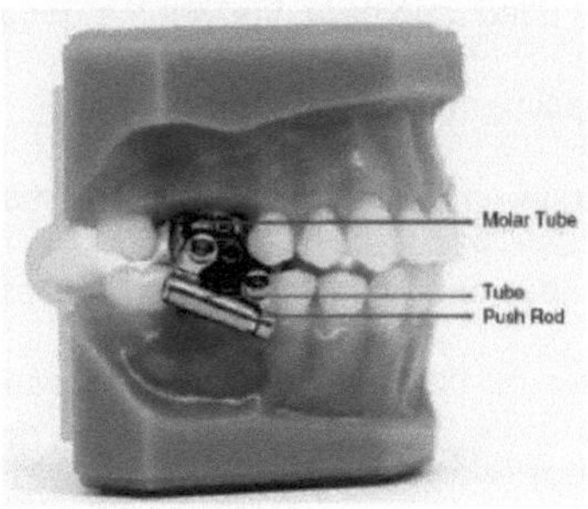

Aparelho AdvanSync classe II molar a molar para correção da classe II esquelética.

(fig. 4.32)

2. CAMUFLAGEM DENTÁRIA COM OU SEM EXTRACÇÃO [19]

Objetivo da camuflagem dentária:

Disfarçar a relação esquelética inaceitável através do reposicionamento ortodôntico dos dentes nos maxilares, de modo a obter uma oclusão dentária aceitável e uma aparência facial estética.

Isto é conseguido através de extracções numa ou em ambas as arcadas.

O movimento dentário primário necessário é a retração dos dentes maxilares e a protracção dos dentes mandibulares para eliminar o sobre-jato e corrigir a oclusão bucal.

Candidatos a camuflagem dentária / indicações:

1.   Problemas esqueléticos de classe II de gravidade ligeira a moderada.

2.   Adolescentes ou adultos mais velhos que já não têm um potencial

de crescimento facial adequado para que valha a pena tentar ou continuar a modificação do crescimento

3.   Não mais do que um apinhamento dentário mínimo e, idealmente, espaço extra nas arcadas dentárias. Isto é desejável para que haja espaço adequado para mover os dentes a distância necessária para corrigir a discrepância antero-posterior.

Por este motivo, a camuflagem dentária requer quase sempre a extração de dentes (a menos que já faltem dentes) numa ou em ambas as arcadas dentárias.

4.   Um critério final para selecionar a camuflagem dentária é o facto de resultar em proporções faciais verticais normais.

Maus candidatos / Contra-indicações:

1.   **Má oclusão de Classe II esquelética moderada a grave.**

Motivo:

A obtenção de uma oclusão aceitável pode exigir uma retração tão grande dos incisivos maxilares que resulta numa aparência facial inestética.

Esta aparência inclui um lábio superior mais retrusivo, dando maior projeção ao nariz, um ângulo nasolabial aumentado e um sorriso caracterizado por incisivos superiores inclinados para a língua.

2.   Os indivíduos **que já têm uma compensação dentária natural extensa** presente antes do tratamento com os incisivos mandibulares numa posição protrusiva são maus candidatos porque a camuflagem dentária tem como objetivo criar ou acentuar a compensação dentária para a

discrepância esquelética.

3.　Cultivadores verticais de classe II

Motivo:

Em um indivíduo com face longa associada a excesso maxilar e plano mandibular inclinado, com ou sem deficiência mandibular, é difícil conseguir uma correção oclusal anteroposterior adequada sem extruir os molares inferiores e agravar o problema vertical.

4.　Produtores horizontais da categoria II

Motivo:

É difícil aumentar a dimensão facial vertical e diminuir a sobremordida anterior quando se extrai dentes num indivíduo com uma face curta e uma mordida profunda que está frequentemente associada a uma deficiência mandibular e a um plano mandibular plano.

Os vários esquemas de extração seguidos nos tratamentos de camuflagem dentária de classe II são

1) Apenas 1 superior^st pré-molares

2) 1 pré-molar superior^st e 2 pré-molares inferiores ^nd

3) 1 pré-molar superior^st e 1 pré-molar inferior ^st

4) Superior 1st pré-molares e incisivo inferior único

5) 2 molares superiores ^nd

Apenas 1ˢᵗ pré-molares superiores:

Indicações:

1. <u>Para camuflagem da classe II esquelética ligeira a moderada subjacente</u>

• Nos adultos, a relação esquelética facial não pode ser significativamente alterada pelo tratamento ortodôntico; como resultado, a extração dos primeiros pré-molares superiores permitirá **a correção da sobressaliência, mantendo a relação molar de Classe II, e os caninos devem ser retraídos para a relação de Classe I.**

• Um pressuposto subjacente a este plano de tratamento é que a **arcada inferior pode ser alinhada e nivelada sem a necessidade de extrair dentes.**

ii. <u>Má oclusão de classe II div 2</u>

• Após correcções para retroinclinação severa e mordida profunda na Classe II div 2, desenvolve-se sobressaliência, ou seja, a Classe II div 2 torna-se má oclusão div 1.

Para corrigir este overjet, podem ser extraídos 1ˢᵗ pré-molares superiores.

2. 1ˢᵗ pré-molares superiores e 2ⁿᵈ pré-molares inferiores Indicação:

Quando existe um apinhamento ligeiro na arcada inferior e um overjet de 3-4 mm

3. 1 pré-molar superior[st] e 1 pré-molar inferior [st]

Indicação:

Quando existe um apinhamento ligeiro a moderado na região anterior inferior e um overjet ligeiro a moderado.

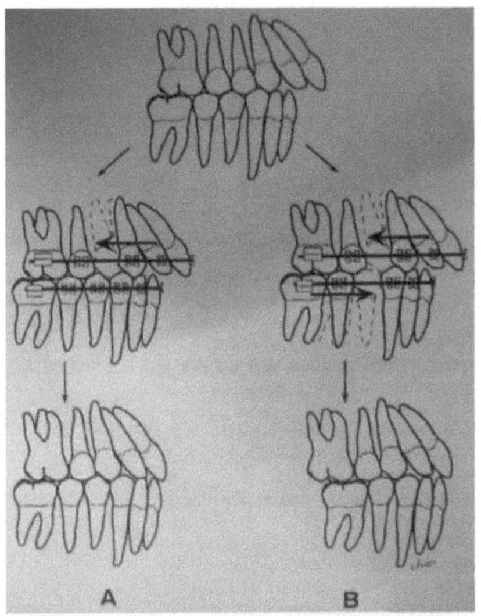

(Fig.4.33) mostra o esquema de extração no tratamento da Classe II. **A,** apenas os pré-molares superiores são extraídos, permitindo a redução da sobressaliência através da retração máxima dos anteriores, molares na Classe II e canino na Classe I. **B,** ambos os pré-molares inferiores[st] extraídos, incisivos superiores totalmente retraídos, molares inferiores totalmente protraídos, molar de assentamento e canino Classe I.

4. Superior 1ˢᵗ pré-molares e incisivo inferior único

Indicação:

Como alternativa, a extração de um incisivo mandibular pode proporcionar o espaço necessário para o alinhamento dos dentes, enquanto as extracções de pré-molares maxilares permitem o estabelecimento de caninos de Classe I.

Existe então uma discrepância no tamanho do dente anterior, deixando o paciente com excesso de sobressaliência e/ou sobremordida, que pode ser compensada pela redução proximal do dente maxilar anterior.

Desvantagens / contra-indicações da extração na arcada inferior:

- Tanto quanto possível, não extrair na arcada inferior

- Os dentes inferiores podem ser extraídos em indivíduos que não crescem na Classe II, mas nesse caso todo o espaço deve ser utilizado para a protracção dos molares inferiores, uma vez que os caninos inferiores não podem ser retraídos.

- Se os caninos inferiores se deslocarem posteriormente durante o tratamento, o canino superior nunca poderá atingir uma relação de Classe I, uma vez que teria de ser deslocado mais para trás do que todo o local de extração maxilar.

- Nestes casos, a extração de um único incisivo mandibular funciona melhor.

- Além disso, qualquer verticalização dos incisivos inferiores aumentará a distância que os dentes anteriores superiores terão de ser retraídos para corrigir o overjet.

4.   2 superior[nd] molar

Indicações:

1.   Distalização de molares para a correção de más oclusões de Classe II, divisão 1, com inclinação vestibular excessiva dos incisivos, nodiastema, sobressaliência mínima e presença de terceiros molares convenientemente posicionados e modelados.

2.   Os pacientes com padrão facial dolicocefálico, com tendência para o crescimento vertical e com necessidade de retração dos primeiros molares beneficiam particularmente da extração dos segundos molares, graças a uma menor probabilidade de mordidas abertas.

Critérios a avaliar antes da extração de 2nd molares:

- A presença de terceiros molares é vital e estes dentes devem apresentar tamanho e forma adequados, com coroas parcial ou totalmente formadas e cúspides claramente identificadas.

- Também é necessária uma inclinação axial adequada para permitir a erupção correta dos dentes.

- A melhor idade para avaliar estes dentes é entre os 12 e os 14 anos, quando as suas coroas estão quase completamente calcificadas e a sua posição em relação ao segundo molar está estabelecida.

- O procedimento ideal para garantir a conformidade com estes requisitos é uma avaliação radiográfica de 3rd molares.

Desvantagem:

1. Os terceiros molares estão normalmente ausentes ou têm uma morfologia anormal com pequenas raízes cónicas. Por isso, a sua posição no lugar do molar maior 2nd deve ser compensada.

2. Uma quantidade significativa de dimensões da mesa oclusal é reduzida com 2nd extracções de molares.

- **<u>Nenhuma extração Vs extração na má oclusão de Classe II div 1</u>**

- Foi demonstrado que o tratamento completo da má oclusão de Classe II com **2 extracções de pré-molares superiores produz um melhor tempo de tratamento e uma melhor taxa de sucesso oclusal do que o protocolo de extração de 4 pré-molares**[47] , porque a manutenção de uma relação molar de Classe I no protocolo de extração de 4 pré-molares requer mais reforço de ancoragem e mais complacência do paciente do que a manutenção da relação molar de Classe II no protocolo de extração de 2 pré-molares superiores[48] .

- O tempo de tratamento é também mais curto no protocolo 2-maxilar-premolar do que no protocolo de extração de 4 pré-molares, porque se considera que a correção da relação molar, inerente aos protocolos de não extração e de extração de 4 pré-molares, aumenta o tempo de tratamento da Classe II.

- O tratamento de más oclusões completas de Classe II com extração de apenas 2 pré-molares superiores requer reforço de ancoragem para evitar o movimento mesial do segmento posterior durante a retração dos dentes anteriores.

- Como o diâmetro mesiodistal médio dos pré-molares é de 7 mm, os dentes anteriores devem ser distalizados até essa distância.

- Os aparelhos que fornecem este reforço de ancoragem são principalmente extra-orais, exigindo assim a colaboração do paciente para um resultado de tratamento bem sucedido.

- Na terapia completa da Classe II sem extrações pré-molares, a necessidade de reforço da ancoragem é ainda maior, porque o segmento posterior deve ser distalizado 7 mm para alcançar uma relação molar de Classe I no final do tratamento.

- Em seguida, todos os dentes anteriores devem ser distalizados 7 mm, correspondendo à distalização do segmento posterior.

- Portanto, haverá 7 mm de distalização do segmento posterior somados a 7 mm do segmento anterior, totalizando 14 mm de distalização para os segmentos posterior e anterior

- Isto é o dobro da quantidade necessária para a correção da Classe II com extração apenas dos pré-molares superiores.

- Consequentemente, a necessidade de reforço da ancoragem nesses pacientes é duas vezes maior, e o sucesso do tratamento depende ainda mais da adesão do paciente.

- No entanto, estes mecanismos de correção devem estar associados ao crescimento, o que poderá contribuir para um resultado oclusal satisfatório.

- Se o paciente ainda estiver em fase de crescimento, a probabilidade de sucesso dos protocolos citados aumenta consideravelmente, pois os aparelhos extrabucais para reforço de ancoragem não só distalizam os dentes superiores, como também redirecionam o crescimento da maxila, restringindo seu deslocamento anterior, o que será de grande valia para a correção da Classe II.

- Além disso, o crescimento mandibular, assim como o seu deslocamento anterior normal, aumentará a probabilidade de correção da discrepância AP.

- Esse potencial de crescimento é ainda mais importante nos pacientes Classe II que recebem tratamento sem extração, pois necessitarão de maior distalização dos dentes superiores, o que pode ser reduzido pela associação com o redirecionamento do crescimento das bases apicais.

- Portanto, nota-se a grande limitação do tratamento da Classe II sem extração em pacientes adultos e não-crescidos.

Célia Vercelino et al., 2009, compararam a eficiência do tratamento da má oclusão de Classe II com o aparelho pendular (sem extração) e com duas extrações de pré-molares superiores.

Os resultados demonstraram que o protocolo de extração de dois pré-molares superiores proporcionou os resultados oclusais em um tempo menor (grupo sem extração - 45,7 meses, grupo de extração de 2 pré-molares - 23,01 meses) e,

portanto, demonstrou maior eficiência de tratamento do que o aparelho pendular.

Guilherme Janson et al, 2009, comparou a relação entre a severidade da má oclusão e a taxa de sucesso do tratamento na terapia de extração de Classe II. Ele mencionou que

■　É necessária uma consideração especial para a gravidade da má oclusão ântero-posterior inicial ao planear o tratamento em pacientes da Classe II, no que diz respeito à taxa de sucesso oclusal e à eficácia do tratamento na faixa etária avaliada.

■　Quanto maior a discrepância anteroposterior de Classe II, menor a taxa de sucesso e a eficácia do tratamento com os protocolos sem extração investigados.

■　Por conseguinte, seria preferível planear um tratamento de extração quando a discrepância antero-posterior é pequena.

Concluiu que

1. A má oclusão de Classe II bilateral meia teve uma taxa de sucesso oclusal estatisticamente maior do que a má oclusão de Classe II bilateral completa quando tratada sem trações.

2. O tempo de tratamento sem extração foi significativamente maior em pacientes com má oclusão de Classe II completa quando comparado com pacientes com meia má oclusão de Classe II.

❖ <u>**Extração versus não extração na má oclusão de Classe II Div 2:**</u>

• A maioria dos clínicos concorda que, quando possível, o tratamento das más oclusões da Classe II Divisão 2 é melhor administrado com uma abordagem sem extração para evitar a retração dos incisivos e a protração dos molares; ambos os movimentos tendem a aprofundar ainda mais a sobremordida.

• Por outro lado, com uma abordagem sem extração, o movimento vestibular dos incisivos inferiores durante o nivelamento, bem como o movimento distal e a extrusão dos molares superiores com várias mecânicas, ajudariam na correção da sobremordida profunda.

• Muitos indivíduos com má oclusão de Classe II Divisão 2 apresentam lábios relativamente retrusivos, assim como queixo e nariz proeminentes. A extração dos pré-molares seguida da retração dos incisivos e dos lábios irá retruir ainda mais os lábios. Tal resultado pioraria o perfil e resultaria numa "aparência edêntula" inaceitável.

• Regra geral, nos casos de Classe II Divisão 2 com apinhamento limítrofe, seria prudente iniciar o tratamento com uma abordagem sem extração.

• Apenas em casos graves de retroinclinação extrema, mordida profunda anterior e apinhamento nas arcadas superior e inferior, são extraídos 2nd pré-molares superiores e inferiores.

• Muitos casos esqueléticos de Classe II div 2 melhoram bem após a correção por camuflagem dentária, geralmente por uma abordagem sem extração.

- **Extracções vs. tratamento sem extração**

Este antigo debate sobre os possíveis benefícios e desvantagens das extracções é quase tão antigo como a própria ortodontia, mas ressurgiu recentemente com todo o calor e fúria que aparentemente ocorreu na altura do **caso Angle vs. Calvin.**

É claramente importante analisar de forma tão objetiva quanto possível as provas relativas às questões relacionadas com as extracções.

Razões para extracções electivas em ortodontia

1.   Alívio da aglomeração

É proporcionado espaço para os dentes apinhados sem expandir as arcadas lateral ou anteriormente (ou na arcada superior, sem transferir o apinhamento para uma parte mais distal da arcada).

2.   Correção da relação dos incisivos

- Redução do sobredimensionamento

- Retroinclinação do incisivo inferior para corrigir uma relação de classe 3

- Proporcionar o espaço necessário para mover os pontos de contacto do segmento labial superior para distal à medida que os dentes superiores retroinclinados são torcidos para uma inclinação correta na correção de uma relação de Classe II divisão 2

- Correção da proclinação bimaxilar

3. Fornecimento de ancoragem

• Para além de proporcionar o espaço para a movimentação dentária, as extracções proporcionam frequentemente espaço adicional que é aproveitado para proporcionar ancoragem intra-oral.

• O movimento mesial dos dentes de ancoragem em resposta a forças recíprocas é, por conseguinte, possível sem que a arcada tenha de ser expandida anteriormente para conseguir a oclusão desejada.

• Sem extracções, não há ancoragem intra-oral disponível para o movimento distal dos dentes (exceto em dentições naturalmente espaçadas), a menos que os incisivos sejam movidos labialmente numa arcada ou na outra.

• No tratamento sem extração (excluindo um crescimento favorável imprevisível), a ancoragem tem de ser obtida extra-oralmente ou a partir de implantes ou, em alternativa, os incisivos têm de se deslocar para labial ou os dentes vestibulares têm de se expandir

Desvantagens propostas para as extracções

Foram propostas várias desvantagens:

A) Disfunção mandibular

B) Uma aparência dentária e facial menos atractiva

C) Tratamento mais longo e mais difícil

D) Dor, ansiedade e outros possíveis efeitos adversos do próprio procedimento de extração.

A terceira e a quarta razões podem ser factores significativos no processo de decisão.

A)   Extracções e disfunção mandibular

Foi sugerido que as extracções podem causar disfunção mandibular por dois mecanismos.

* O efeito na posição do côndilo dentro da fossa

* Perda da altura vertical da face.

No que diz respeito à posição condilar, autores como **Witzig e Spahl (1987)** e **Bowbeer (1987)** propuseram que as extracções causam uma "sobre-retração" dos incisivos superiores e que isto leva a que os côndilos sejam forçados posteriormente e, consequentemente, o disco articular se posicione anteriormente e daí a disfunção mandibular.

No que diz respeito especificamente às extracções, **Gianelly (1991)** não encontrou qualquer diferença na posição condilar entre os indivíduos tratados com a extração de quatro pré-molares e os que não receberam qualquer tratamento ortodôntico.

Luecke e Johnston (1992) verificaram que o efeito temporário do tratamento ortodôntico na posição condilar estava altamente correlacionado com o movimento mesial dos segmentos vestibulares, mas não com a retração dos incisivos.

Major et al (1997) utilizaram a tomografia para mostrar que a posição condilar não foi alterada pelo tratamento, tanto nos grupos sem extração como nos grupos com extração.

No que diz respeito à opinião defendida, por exemplo, por **Bowbeer (1987)** de que a extração de pré-molares provoca uma perda de dimensão vertical e que isso causa disfunção mandibular.

Staggers (1990) não conseguiu encontrar qualquer efeito semelhante num estudo sobre extracções de pré-molares e segundos molares.

Kocadereli (1999) também não encontrou diferenças na alteração das dimensões faciais verticais entre 40 casos tratados sem extração e 40 casos tratados com extracções de primeiros pré-molares.

Por conseguinte, não existe qualquer razão para evitar as extracções devido a preocupações com a disfunção mandibular.

B)   Extracções e estética facial

•   O tratamento ortodôntico que envolve a extração também foi acusado de produzir lábios desagradavelmente retrusivos em relação ao nariz e ao queixo.

•   Os estudos demonstraram certamente que é possível obter um grau de retroinclinação a longo prazo dos incisivos inferiores e que este facto estará associado ao facto de os lábios serem mais posteriores do que seriam se os incisivos fossem mais procumbentes.

•   No entanto, os estudos que comparam as alterações dos tecidos moles em pacientes com diferentes padrões de extração deparam-se inevitavelmente com o facto de ser muito improvável que os grupos sejam equilibrados em termos de requisitos de espaço e ancoragem.

•   Por exemplo, **Staggers (1990)**, comparando extracções de primeiros pré-molares e segundos molares, verificou que as alterações anteroposteriores na posição dos incisivos inferiores eram apenas ligeiramente diferentes e as alterações nos tecidos moles eram muito variáveis, mas, em média, idênticas.

• Isto não seria de todo surpreendente se o grupo da extração do segundo molar tivesse muito menos apinhamento inicial.

• Este estudo mostra, pelo menos, que não faz sentido generalizar os efeitos das extracções na posição dos incisivos inferiores, independentemente de outras caraterísticas da má oclusão e do tratamento.

• Um estudo recente de **Zierhut et al (2000)** mostrou novamente a pequena retração extra do lábio com extracções (1,7 mm para o lábio inferior e 1,0 mm para o lábio superior) quando comparado com casos sem extracções, mas como as extracções foram escolhidas em casos com lábios ligeiramente mais proeminentes, o perfil médio final dos tecidos moles foi idêntico em ambos os grupos.

• Finalmente, o estudo de **Shearn e Woods (2000)** foi notável por mostrar a grande variedade de alterações ântero-posteriores na posição dos incisivos inferiores, que resultam de todas as combinações de extracções de pré-molares.

Parecer dos leigos

Um bom estudo de **Bishara e Jakobsen (1997)** envolveu a avaliação por leigos das alterações de perfil em más oclusões de Classe II divisão 1 tratadas com e sem extracções.

<u>Juízes leigos:</u>

• Preferiu o perfil dos normais ao perfil pré-tratamento dos doentes da Classe II divisão 1 imediatamente após o tratamento, preferiu as alterações do perfil no grupo de extração às alterações no grupo de não extração.

• Dois anos após o tratamento, não mostrou qualquer preferência pelos perfis de qualquer dos grupos de tratamento ou pelo grupo normal não tratado.

• Considerou as mudanças com o tratamento como muito favoráveis em ambos os grupos de tratamento.

Isto sugere que o tratamento ortodôntico com um bom planeamento e execução pode produzir alterações no perfil que são vistas favoravelmente pelo público leigo, quer estejam ou não envolvidas extracções.

Diferenças na aparência dos tecidos moles se o mesmo caso for tratado com extração ou sem extração:

• Estudo efectuado por **Paquette et al (1992)** em más oclusões de classe II divisão 1 ligeiras a moderadas com apinhamento ligeiro da arcada inferior, os casos tinham uma média de 14,5 anos pós-retenção e foram chamados e comparados esteticamente, relativamente à disfunção mandibular e à estabilidade.

• A cefalometria dos resultados a longo prazo revelou que o grupo de extração tinha os incisivos inferiores em média 2 mm mais posteriores do que o grupo sem extração e o lábio inferior estava 1,2 mm mais atrás da linha E no grupo de extração.

- No entanto, estas diferenças mensuráveis e estatisticamente significativas não produziram efeitos estéticos ou de estabilidade detectáveis.

- Relativamente à estética, várias avaliações da opinião dos pacientes sobre as alterações estéticas nas suas silhuetas e fotografias faciais antes e depois do tratamento não revelaram qualquer diferença entre os grupos.

- Parece que, em casos com apinhamento ligeiro, se forem tratados utilizando mecânicas sem extração que apenas produzem um ligeiro movimento labial dos incisivos inferiores, não importa significativamente se os casos são tratados com ou sem extracções do ponto de vista estético ou da estabilidade.

- Se se considerar que o tratamento será mais rápido, mais fácil ou mais agradável se for efectuado sem extração, então esta será a abordagem sensata neste tipo de caso.

Casos-limite:

De acordo com **Buchin**, um caso é limítrofe quando a extração de dentes permanentes é necessária para alcançar uma oclusão estável e funcional, mas quando o paciente tem uma boa estética facial que poderia ser perturbada por extracções[91] .

Os casos limítrofes também apresentam as seguintes caraterísticas:

1)   Ausência de anomalias dentárias ou craniofaciais

2)   Dentição permanente

3)   Periodonto saudável.

4)   Relação antero-posterior normal entre a maxila e a mandíbula (classe I do esqueleto).

Outros aspectos do planeamento espacial:

Efeito no espaço disponível da expansão/retração antero-posterior

•   A regra tradicional é que 1 mm de movimento labial proporciona espaço suficiente para 2 mm de apinhamento (1 mm de cada lado da arcada).

•   Esta regra geral pressupõe uma forma de arco retangular.

•   De facto, com uma forma de arco parabólico muito mais realista, a situação é mais complicada e, em geral, o movimento labial terá de ser *superior* a 1 mm para produzir 2 mm de espaço.

•   O estudo de **Steyn et al (1996)** demonstra isso e, curiosamente, também calcula o efeito de diferentes profundidades e larguras de arco no movimento anterior dos incisivos necessário para acomodar uma determinada quantidade de apinhamento.

•   Em geral, quanto maior for a distância intercaninos e quanto menor for a profundidade da arcada desde os caninos até ao ponto médio do incisivo, maior será a expansão A-P necessária para acomodar uma determinada quantidade de apinhamento (ou, inversamente, maior será a retração A-P dos incisivos para uma determinada quantidade de remoção interdentária)

• Num determinado caso, o movimento labial dos incisivos inferiores num caso sem extração é frequentemente maior do que o necessário para acomodar os dentes apinhados.

• Isto reflecte a utilização adicional de tração de classe 2 e o grau de controlo da inclinação do incisivo inferior com o nivelamento do plano oclusal.

Efeito da expansão lateral no espaço disponível

• Verificou-se que a expansão lateral tem menos efeito no perímetro do arco do que a expansão A-P.

• Um estudo interessante de **Noroozi et al (2002)**, realizado em Teerão, demonstrou que a expansão A-P é muito mais eficaz do que a expansão lateral na criação de espaço.

• A fórmula do algoritmo prevê aproximadamente 1mm de comprimento de arco para 1mm de movimento incisivo labial. Isto é metade da 'regra de ouro'.

• Na dimensão lateral, cada mm de expansão do canino dá 0,6 mm de espaço e cada mm de expansão do segundo molar dá 0,3 mm.

Montante da curva de Spee

• A regra histórica para este fator era de 1 mm de espaço necessário por cada 1 mm de profundidade da curva do Spee.

•   Este cálculo revelou-se excessivo em relação ao espaço necessário.

•   **Germane e Staggers (1992)** encontraram uma relação não linear e uma relação inferior a um para curvas com menos de 9 mm de profundidade.

•   Um estudo mais recente de Braun et al (1996) encontrou um efeito ainda menor

- nomeadamente que uma curva muito profunda de 9 mm requer apenas 2 mm de espaço adicional.

•   A dilatação labial dos incisivos inferiores associada ao nivelamento sem extração das curvas de Spee deve-se, portanto, principalmente a escolhas na biomecânica utilizada e não aos requisitos de espaço.

Se a arcada inferior não for de extração:-

•   Nesse caso, a não-extração é o tratamento de eleição na arcada superior.

•   Se o caso for adequado para o tratamento com aparelhos funcionais, esta é a opção preferida se for necessária uma correção de classe 2.

•   Se os segundos molares superiores tiverem erupcionado, se os terceiros molares superiores estiverem presentes e tiverem um bom tamanho e se for proposta, pelo menos, meia unidade de movimento distal, então a extração dos segundos molares superiores pode ser considerada.

•   Waters (2001) relatou que este procedimento conseguiu 1,2 mm de movimento distal adicional do primeiro molar superior e 5 graus a menos de inclinação do incisivo, mas isto deve ser pesado contra a desvantagem a longo prazo de ter um terceiro molar mais pequeno e com raiz cónica no lugar de um segundo molar.

• Se a arcada inferior for não-extractiva, a extração dos primeiros pré-molares superiores é muito menos exigente em termos de ancoragem e as desvantagens oclusais de uma relação molar de classe 2 são ligeiras.

• Se a relação molar inicial for superior a meia unidade, classe 2, e o caso não for ideal para aparelhos funcionais, preconizar a extração dos primeiros pré-molares superiores.

• Isto implica uma maior probabilidade de pequenos espaços residuais nos locais de extração.

• Este facto deve-se, por um lado, à diferença de largura mesiodistal entre dois pré-molares e um primeiro molar e, por outro lado, ao facto de os segundos pré-molares serem dentes mais frequentemente desproporcionalmente pequenos.

• Estas imperfeições oclusais podem ser consideradas muito mais aceitáveis do que as consequências de uma ancoragem insuficiente para corrigir uma relação de classe 2.

Se os pré-molares inferiores forem extraídos:-

• Depois, os pré-molares superiores são quase sempre extraídos.

• Se os caninos superiores estiverem numa angulação ideal ou mais distalmente angulados e tiverem de se mover distalmente meia unidade ou mais, recomenda-se a extração dos primeiros pré-molares superiores.

3. CIRURGIA ORTOGNÁTICA

Existem muitos problemas esqueléticos de Classe II em indivíduos com pouco ou nenhum potencial de crescimento remanescente que não podem ser tratados corretamente apenas com tratamento ortodôntico. Este pode ser o caso se pelo menos uma de duas caraterísticas estiver presente com a má oclusão. [19]

> A primeira é que a desarmonia esquelética é tão grave que a extensão do movimento dentário (retração maxilar ou protracção mandibular) necessário para eliminar o overjet é demasiado grande para permitir um resultado de tratamento estável ou demasiado grande para permitir um resultado estético facial.

> A segunda caraterística que impede um tratamento de camuflagem dentária aceitável é a presença de apinhamento ou protrusão dos incisivos que seja suficientemente grave para exigir todo o espaço de extração inferior para corrigir estes problemas, não deixando espaço adicional para retrair os dentes maxilares ou protrair os dentes mandibulares.

Na preparação para a cirurgia ortognática, é necessário remover quaisquer compensações dentárias presentes e colocar os dentes numa posição favorável com o respetivo osso de suporte. Ao contrário do tratamento de camuflagem dentária, que procura criar uma compensação dentária (dentes maxilares retrusivos e dentes mandibulares protrusivos) para o problema esquelético da Classe II, a preparação ortodôntica para a cirurgia requer frequentemente a remoção das compensações dentárias naturais. Isso geralmente significa que o movimento planejado dos dentes antes da cirurgia deve ser na direção oposta, tipificada pela protração maxilar e retração mandibular, do movimento com o tratamento de camuflagem dentária. Por este motivo, é importante evitar um tratamento de camuflagem dentária extensivo para problemas de Classe II esquelética difíceis.

Se não se conseguir alcançar um resultado aceitável no tratamento ortodôntico, será necessário um tratamento adicional extensivo para mover os dentes na direção oposta, caso a cirurgia ortognática seja posteriormente contemplada. Assim, a protracção excessiva do tratamento, que causa maior infelicidade e morbilidade ao paciente, como a reabsorção radicular, pode ser evitada através de um planeamento cuidadoso do tratamento. Se não for possível prever com segurança um resultado bem-sucedido do tratamento ortodôntico com camuflagem dentária, o tratamento ortodôntico com cirurgia ortognática é o tratamento de escolha para os problemas da Classe II esquelética.

Desenvolvidas originalmente na Europa, as técnicas cirúrgicas ortognáticas avançaram ainda mais nos Estados Unidos durante as décadas de 1960 e 1970. Na década de 1980, era possível reposicionar os maxilares ou os segmentos dentoalveolares nos três planos do espaço. A adoção da fixação interna rígida durante a década de 1980 contribuiu para o progresso na gestão e estabilidade do tratamento cirúrgico ortognático. No final do século

XX, os problemas esqueléticos faciais podem ser tratados diretamente na origem da má oclusão com a correção cirúrgica da discrepância ou desproporção maxilar específica em falta.

Em termos de más oclusões esqueléticas de Classe II, as opções de tratamento cirúrgico são pelo menos tão abundantes quanto as causas subjacentes dos problemas.

Estas opções podem ser convenientemente divididas em cinco categorias:

1.   Avanço mandibular

2.   Avanço subapical total da mandíbula

3.   Impactação maxilar

4.   Recuo subapical maxilar anterior, ou

5.   Cirurgia combinada incluindo a maxila e a mandíbula

Avanço mandibular

Indicações e tratamento

Em pacientes com más oclusões esqueléticas de Classe II, nos quais nem a modificação do crescimento nem a camuflagem dentária oferecem um tratamento aceitável, o avanço cirúrgico da mandíbula é frequentemente necessário em combinação com o tratamento ortodôntico. Um avanço mandibular é indicado na maioria dos casos de Classe II esquelética onde a deficiência mandibular está presente. **(fig. 4.34)**

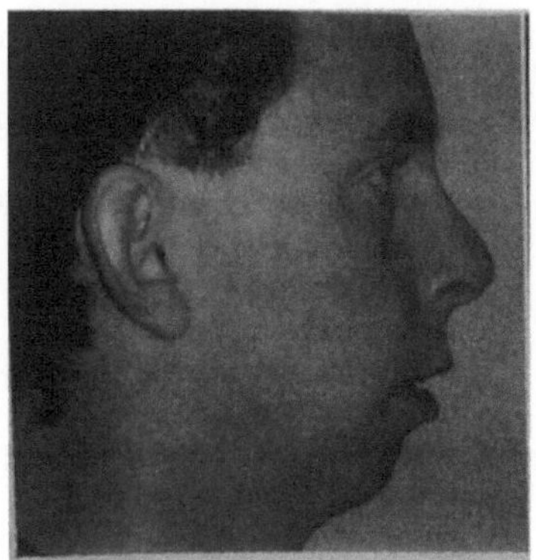

(fig. 4.34)

Um avanço mandibular cirúrgico é indicado quando a deficiência mandibular é suficientemente grave e o potencial de crescimento mandibular é mínimo o suficiente para impossibilitar um tratamento aceitável com camuflagem dentária ou modificação do crescimento. **(fig. 4.35)**

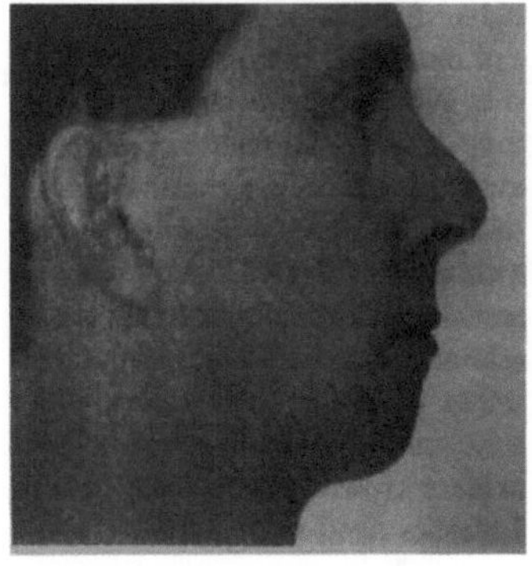

(fig. 4.35)

O problema esquelético pode ser abordado diretamente com o

procedimento cirúrgico, proporcionando um melhor resultado funcional e cosmético do tratamento. Uma genioplastia de aumento pode ser incluída no avanço mandibular deste doente para melhorar ainda mais o resultado cosmético.

Se a altura inferior da face for baixa com uma sobremordida anterior excessiva, estes problemas verticais e a discrepância antero-posterior podem ser tratados eficazmente com a rotação da mandíbula para baixo, anteriormente, à medida que avança.

Isto proporciona um meio eficaz e estável de aumentar a altura deficiente da face inferior e eliminar a sobremordida anterior excessiva. Embora tenham sido introduzidas várias técnicas para avançar cirurgicamente a mandíbula na primeira metade do século XX, houve pouca aceitação devido à morbilidade e instabilidade associadas a estes métodos. Estas preocupações foram atenuadas com o desenvolvimento de uma osteotomia intra-oral do ramo que ficou conhecida como divisão sagital.

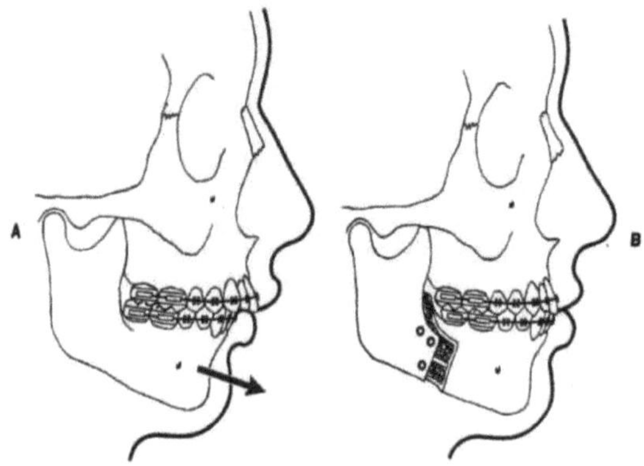

(fig. 4.36)

A osteotomia intra-oral sagital dividida é uma das técnicas mais populares para o avanço cirúrgico

Originalmente desenvolvido pelo cirurgião austríaco, Richard Trauner, e pelo cirurgião suíço, Hugo Obwegeser[49] 1957 e apresentado aos cirurgiões americanos nos anos 60, a maioria dos cirurgiões prefere atualmente este método para avançar a mandíbula.

A técnica mais utilizada atualmente baseia-se nas modificações efectuadas pelos cirurgiões americanos Ervin Hunsuck e Bruce Epker.[47] Como o segmento distal, portador de dente, da osteotomia é a parte avançada e rodada para baixo, não há alongamento significativo da musculatura pterigomassetérica que produziria um resultado instável.

Quando são necessários avanços mandibulares extremos de mais de 10 a 15 mm, é frequentemente preferida uma osteotomia vertical em "L" ou em "C".[48] Esta técnica cirúrgica combina a divisão sagital com uma osteotomia vertical do ramo que requer uma abordagem extra-oral.

O tratamento ortodôntico necessário para preparar um paciente para um avanço mandibular inclui o alinhamento dos dentes e o estabelecimento das posições verticais e anteroposteriores finais dos incisivos e da compatibilidade interarcos. Normalmente, é necessária alguma expansão maxilar para acomodar a mandíbula avançada. Se for necessária uma expansão significativa e as suturas do palato médio já não estiverem suficientemente patentes para permitir a expansão ortopédica, pode ser necessária uma expansão assistida cirurgicamente.

Normalmente, o nivelamento ortodôntico das arcadas maxilar e mandibular é efectuado antes da cirurgia, mas em casos com uma face inferior curta e uma curva de Spee grave, o nivelamento da arcada mandibular pode ser efectuado após a cirurgia. Nesses casos, a extrusão dos dentes posteriores da mandíbula para nivelar a arcada é realizada de forma mais simples e eficiente após a cirurgia.

O nivelamento pós-cirúrgico também permite um aumento mais efetivo da altura da face inferior e uma diminuição estável da sobremordida anterior excessiva. A intrusão de incisivos com mecânica segmentar raramente é necessária nestes casos. Se necessária, deve ser realizada antes da cirurgia. Outra abordagem para esses casos é realizar a extrusão dos molares posteriores antes da cirurgia, utilizando uma placa de mordida anterior e elásticos verticais posteriores, eliminando a necessidade de um longo período de tratamento ortodôntico pós-cirúrgico.

Os pré-molares superiores podem ter de ser extraídos se existir um apinhamento maxilar grave ou uma protrusão dos incisivos ou se for necessário utilizar elásticos de Classe III para retrair e verticalizar os incisivos inferiores. Nalguns casos, a extensão do apinhamento ou da protrusão dos incisivos superiores não é, normalmente, suficientemente grave para exigir espaço adicional na arcada. Além disso, a necessidade de uma arcada maxilar expandida para evitar a mordida cruzada posterior após o avanço mandibular pode excluir as extracções maxilares.

Em contraste, a extração dos pré-molares mandibulares é frequentemente necessária para preparar a arcada mandibular para a cirurgia. É necessário espaço extra dentro da arcada para aliviar o apinhamento e a protrusão típicos (compensação dentária natural para o problema esquelético de Classe II) dos incisivos mandibulares para permitir o avanço mandibular adequado. Quando a extração de pré-molares for realizada na arcada inferior, apenas a oclusão molar pós-cirúrgica será de Classe II. A interdigitação posterior adequada em alguns destes casos pode ser difícil de realizar.

O tratamento ortodôntico pré-cirúrgico é concluído com a colocação de arcos de aço rectangulares de dimensão completa para facilitar a estabilização durante a cirurgia. Após a remoção da tala cirúrgica após a cirurgia, o tratamento ortodôntico pós-cirúrgico inclui a colocação de arcos de trabalho leves e elásticos interarcos para melhorar a interdigitação oclusal.

Avanço subapical total mandibular

Indicações e tratamento

Uma técnica cirúrgica mandibular menos comum para a correção de casos selecionados de deficiência mandibular é a osteotomia subapical total utilizada para avançar o dentoalveolo mandibular. Embora um avanço subapical anterior da mandíbula tenha sido descrito na literatura europeia já em 1936, foi uma publicação em inglês de 1959 do cirurgião austríaco Heinrich Kole[48] , descrevendo vários tipos de osteotomias segmentares, que influenciou os cirurgiões americanos a começarem a realizar esta cirurgia. Desde meados da década de 1970, um método para remover o feixe neurovascular alveolar inferior do canal permitiu que esta cirurgia fosse realizada com segurança e eficácia.

Este procedimento é indicado quando existe apenas uma altura inferior da face ligeiramente curta ou normal e uma sobremordida anterior ligeiramente excessiva ou normal. Isto é importante porque a rotação cirúrgica significativa do segmento dentoalveolar mandibular com a técnica subapical para aumentar a altura inferior da face e diminuir a sobremordida geralmente não é estável.

Dois outros pré-requisitos para este procedimento cirúrgico são a presença de um queixo excecionalmente proeminente (proeminente em relação ao segmento dentoalveolar, mas normal em relação à face) e a presença de altura óssea vertical suficiente entre os dentes mandibulares e o bordo inferior da mandíbula para que a osteotomia possa ser realizada com segurança.

O objetivo desta cirurgia é avançar todo o segmento dentoalveolar ao longo do corpo mandibular, corrigindo a discrepância oclusal antero-posterior e eliminando o overjet excessivo sem alterar significativamente a altura da face ou a sobremordida. O procedimento proporciona um melhor suporte para o lábio inferior, diminuindo a prega labiomental aguda e a relativa proeminência excessiva do queixo para um rosto esteticamente mais agradável

Impactação maxilar[50,51]

Indicações e tratamento

O tipo de cirurgia ortognática indicada para o excesso vertical da maxila é a impactação maxilar. Embora o movimento cirúrgico superior da maxila tenha sido relatado pela primeira vez por Schuchardt em 1959, foi a publicação de Heinrich Kole, nesse mesmo ano, que incentivou o desenvolvimento mais generalizado das técnicas cirúrgicas da maxila nos Estados Unidos. As contribuições de Hugo Obwegeser e dos cirurgiões americanos William Bell e Barnet Levy, no final da década de 1960, persuadiram os cirurgiões de que as osteotomias maxilares Le Fort I podiam ser efectuadas com segurança e sucesso. A impactação cirúrgica da maxila pode incluir uma osteotomia maxilar total, se o excesso for anterior e posterior, ou osteotomias maxilares segmentares posteriores bilaterais, se o excesso for mais posterior.

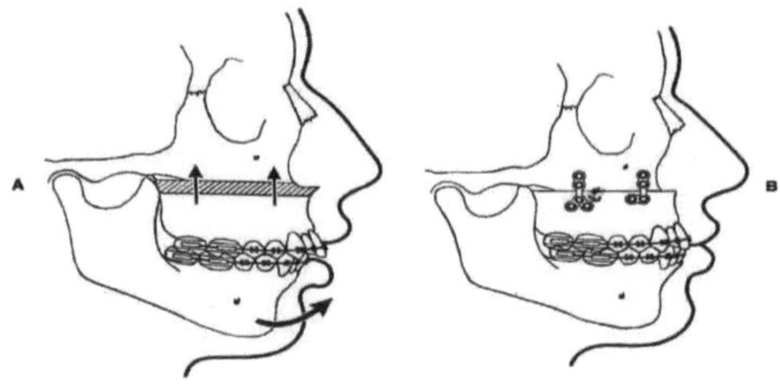

(fig. 4.37)

Uma impactação maxilar cirúrgica permite que a mandíbula rode para cima e para a frente para ajudar a corrigir um problema esquelético de Classe II. Este procedimento cirúrgico também pode melhorar a exibição vertical dos incisivos superiores, bem como a altura anterior longa da face associada e os lábios incompetentes. A e B, A osteotomia maxilar total está indicada quando não é necessária expansão e o excesso vertical do maxilar é tanto anterior como posterior.

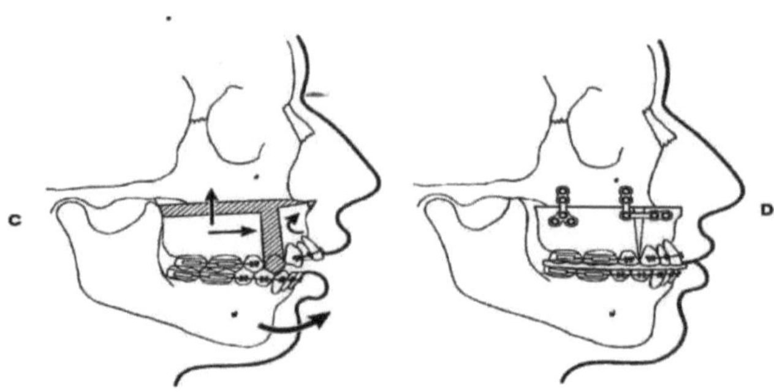

C e D, Uma osteotomia maxilar segmentar é indicada quando o excesso é mais posterior. Este procedimento requer frequentemente a extração dos primeiros pré-molares maselares para proporcionar espaço adequado para o alinhamento pré-cirúrgico e as osteotomias interdentárias no momento da cirurgia. Isso faz com que os segmentos posteriores do maxilar sejam trazidos para frente durante a cirurgia, numa oclusão de Classe II dos dentes posteriores. É prudente usar um splint interoclusal ligado à arcada maxilar segmentada para aumentar a estabilidade do resultado cirúrgico.

O osso é removido no local da osteotomia para permitir o reposicionamento superior da maxila. À medida que a maxila se move para cima, a mandíbula roda para cima e para a frente em torno do eixo condilar, corrigindo a discrepância oclusal antero-posterior. Os problemas verticais associados ao excesso vertical da maxila, incluindo a altura excessiva da face inferior, lábios incompetentes, mordida aberta anterior ou exposição vertical excessiva dos incisivos superiores, podem ser tratados eficazmente no adolescente ou adulto mais velho com impactação maxilar.

Se o maxilar for demasiado estreito para permitir a compatibilidade interarcos, a osteotomia maxilar tem de ser efectuada em dois ou três segmentos para permitir a expansão do maxilar. Se houver uma discrepância vertical entre o plano oclusal anterior e posterior, a osteotomia precisa de ser em três segmentos para permitir uma maior impactação dos dois segmentos posteriores do que do segmento anterior. Finalmente, quatro segmentos podem ser necessários numa maxila severamente constrita com uma separação da linha média do segmento anterior para permitir uma expansão intercanina adequada.

A preparação ortodôntica para a impactação maxilar inclui muitos dos mesmos objectivos que o tratamento ortodôntico pré-cirúrgico para o avanço mandibular. Estes incluem o alinhamento dentário e o estabelecimento da posição dos incisivos e da compatibilidade interarcos. No entanto, uma diferença importante é a necessidade de completar o nivelamento da arcada mandibular antes da cirurgia. Outra diferença é que a arcada maxilar não deve ser nivelada pré-cirurgicamente com um fio de arco contínuo se houver uma discrepância vertical significativa entre o plano oclusal anterior e posterior. Neste caso, o nivelamento pré-cirúrgico deve ocorrer em segmentos separados para preparar uma osteotomia maxilar de três ou quatro segmentos.

A decisão de extrair ou não dentes na preparação para a impactação maxilar depende da quantidade de apinhamento e da protrusão anterior dos incisivos. Se qualquer uma destas situações for suficientemente grave, são necessárias extracções para proporcionar espaço para alinhamento ou retração. Uma consideração adicional é a quantidade de espaço para as osteotomias interdentais, se for planeada uma cirurgia maxilar segmentar. Deve haver espaço adequado nos locais de osteotomia entre as raízes para permitir os cortes ósseos verticais sem risco de danos à raiz ou defeitos periodontais nos dentes adjacentes. Embora um espaço interdentário de 3 a 4 mm seja crítico entre as raízes, alguns cirurgiões preferem algum espaço entre as coroas também.

A preparação ortodôntica pré-cirúrgica está completa após a colocação de fios de aço rectangulares de dimensão completa. Se a cirurgia maxilar incluir vários segmentos, é necessário colocar arcos maxilares segmentados com divergência radicular adequada nos locais planeados para a osteotomia interdentária. Após a cirurgia em que a arcada maxilar é nivelada, o tratamento ortodôntico é retomado no momento da remoção da tala. O fio da arcada maxilar frequentemente precisa de ser um fio flexível (níquel-titânio) de dimensão total para manter o torque anterior enquanto se alcança o paralelismo radicular nos locais da osteotomia interdental.

Anterior Maxilar Subapical Setback

Indicações e tratamento

Em situações raras, nas quais a má oclusão esquelética de Classe II é causada por um excesso maxilar limitado à dimensão ântero-posterior, sem problemas esqueléticos verticais ou transversais associados e com um tamanho e posição normais da mandíbula, pode ser indicado um recuo subapical maxilar anterior. A protrusão da face média é caraterística desta condição e deve ser distinguida da protrusão dos dentes maxilares isoladamente, que pode ser tratada eficazmente com tratamento ortodôntico sem cirurgia.

Outra caraterística necessária para o sucesso do tratamento com este procedimento cirúrgico é a ausência de apinhamento significativo ou protrusão dentária dos incisivos maxilares e mandibulares. O objetivo do tratamento é utilizar o espaço do primeiro pré-molar superior para a retração cirúrgica dos dentes anteriores superiores, mantendo a relação molar de Classe II e alcançando uma relação canina de Classe I, reduzindo o overjet.

A osteotomia subapical maxilar anterior foi a primeira técnica cirúrgica ortognática maxilar introduzida nos Estados Unidos. Embora um método tenha sido descrito na literatura europeia, foi a publicação de Heinrich Kole, juntamente com outros relatos na literatura americana, que influenciou os cirurgiões americanos a utilizar esta técnica na década de 1960. Nessa altura, este era o método preferido para tratar uma variedade de problemas esqueléticos da Classe II até as osteotomias mandibulares e maxilares totais se tornarem opções disponíveis para os cirurgiões americanos.

Este procedimento apresentava um comprometimento estético e funcional significativo, uma vez que não abordava diretamente as discrepâncias verticais e transversais, tão comuns nos problemas da Classe II esquelética. Embora pouco utilizado atualmente, existem casos limitados de protrusão do terço médio da face que podem beneficiar de um recuo cirúrgico da maxila anterior. A técnica cirúrgica pode ser a descrita por

Wassmund ou a descrita por Wunderer e inclui a extração dos primeiros pré-molares superiores seguida de osteotomias interdentárias verticais nesta área e remoção de segmentos ósseos verticais. São efectuadas osteotomias adicionais para mobilizar a maxila anterior, de modo a permitir o movimento posterior da maxila anterior para corrigir o overjet excessivo.

A preparação ortodôntica para esta cirurgia inclui o nivelamento e alinhamento das arcadas dentárias, bem como a obtenção da divergência radicular dos caninos superiores e segundos pré-molares adjacentes aos locais da osteotomia interdental. Se os dentes anteriores superiores estiverem extruídos verticalmente em relação aos outros dentes maxilares, é necessário nivelar o segmento anterior separadamente dos dois segmentos posteriores maxilares, para que a intrusão dos dentes anteriores maxilares possa ser realizada no momento da cirurgia. Se a largura intercanina do maxilar for inadequada e a expansão ortodôntica não for possível devido à limitação periodontal, é necessário incluir uma osteotomia interdental adicional entre os incisivos centrais superiores para permitir a expansão cirúrgica da maxila anterior.

O tratamento ortodôntico pré-cirúrgico inclui o nivelamento e alinhamento de ambas as arcadas com arcos contínuos e é completado com a colocação de arames de aço inoxidável de dimensão completa. A divergência radicular dos caninos e segundos pré-molares superiores deve ser alcançada para permitir um espaço adequado para completar as osteotomias interdentárias, e uma quantidade suficiente de osso deve ser removida para permitir a retração cirúrgica completa dos dentes anteriores. Se os dentes anteriores superiores precisarem ser intruídos cirurgicamente, bem como retraídos, os dentes anteriores superiores devem ser nivelados como um segmento separado antes da cirurgia.

Após a cirurgia, o tratamento ortodôntico é retomado com a colocação de arcos flexíveis contínuos e elásticos interarcos leves. À semelhança do tratamento ortodôntico pós-cirúrgico que se segue à impactação segmentar total da maxila, recomenda-se a colocação de um fio de níquel-titânio maxilar de dimensão total para manter o torque anterior enquanto se completa o paralelismo radicular nos locais de osteotomia.

Abordagens cirúrgicas combinadas

Indicações e tratamento

Embora muitos problemas esqueléticos da Classe II em indivíduos com potencial de crescimento mínimo possam ser tratados eficazmente com uma das abordagens cirúrgicas mencionadas anteriormente, não é raro ser necessária uma combinação de cirurgias maxilares e mandibulares para tratar adequadamente a má oclusão. Este é o caso quando existe uma deformidade maxilar significativa (excesso vertical ou anteroposterior ou deficiência transversal) combinada com uma deficiência mandibular.

A projeção para a frente da mandíbula resultante da sua rotação após a impactação da maxila pode ser inadequada para proporcionar uma oclusão normal e um equilíbrio facial. Nesta situação, é necessário um avanço mandibular, para além da impactação maxilar, para completar a correção antero-posterior. Mesmo que não haja excesso maxilar, pode ser necessária uma cirurgia na maxila, na forma de expansão, para complementar um avanço mandibular. Isto pode ocorrer quando a maxila está tão contraída em relação à mandíbula avançada que a expansão dentária, por si só, é inadequada para obter um overjet vestibular estável.

Resultado do tratamento[19]

Na última metade do século XX, registou-se um grande desenvolvimento internacional, sobretudo na Europa, de sistemas de saúde socializados. A gestão adequada destes sistemas requer informações exactas não só sobre a natureza e a prevalência dos problemas de saúde, mas também sobre a qualidade dos tratamentos alternativos para esses problemas. Isto resultou numa ênfase no desenvolvimento de critérios quantitativos mais específicos para descrever e avaliar a gravidade das más oclusões e a qualidade do resultado do tratamento.

Nenhum dos sistemas de avaliação propostos até à data foi aceite universalmente, mas o Índice de Avaliação pelos Pares (PAR), desenvolvido em 1987 por um grupo de ortodontistas britânicos da Universidade de Manchester, é reconhecido como o método mais fiável e válido disponível neste momento. Durante a última década do século XX, tem havido uma pressão crescente sobre a profissão de dentista nos

Estados Unidos para adotar meios mais precisos de quantificar a necessidade de tratamento e a sua qualidade.

O Índice PAR está a ser utilizado em estudos clínicos como uma medida de resultado para avaliar a eficácia de tratamentos alternativos para as más oclusões de Classe II. É possível que o Índice PAR, ou uma modificação do mesmo, seja utilizado no futuro por clínicos praticantes como um meio de avaliar a necessidade, o progresso e o resultado dos cuidados que prestam.

Existe também o potencial para que terceiros pagadores atribuam benefícios ortodônticos e avaliem a eficácia do tratamento com base no Índice PAR.

MÁ OCLUSÃO DE CLASSE II DENTÁRIA

ABORDAGEM SEM EXTRACÇÃO CLASSE II DIV 1

1.　Expansão do arco maxilar

A expansão da arcada maxilar em indivíduos que não estão a crescer é uma modalidade de tratamento desafiante com menos sucesso e estabilidade em comparação com a expansão em indivíduos em crescimento (**Proffit 1986, Bishara e Staley 1987, McNamara e Brudon 1993**)

Indicações:

1.　Má oclusão de Classe II Div 1 com arcadas maxilares estreitas

2.　Correcções de mordidas cruzadas dentárias anteriores e posteriores

3.　Apinhamento dentário ligeiro a moderado de 3-4 mm

4.　Deficiência maxilar no plano transversal e anteroposterior

Método de expansão em indivíduos que não crescem:

1.　Expansão rápida do palato assistida cirurgicamente

2.　Expansão semirrápida da maxila

3.　Mecanoterapia fixa com fios de arco expandido - fios de nitinol de grandes dimensões, fios de aço inoxidável expandido / fio Jockey / fio de sobreposição, elásticos cruzados

1. Expansão rápida do palato / maxilar assistida cirurgicamente (SARPE

SARME)

Indicações:

1.   Doentes com mais de 16 anos (**Epker & Wolford 1980**)

2.   Necessidade de uma grande quantidade (>7mm) de expansão,

3.   Para alargar a arcada após um colapso maxilar associado a uma fenda palatina

4.   Deficiência maxilomandibular superior a 5 mm

Razão para a divisão cirúrgica do maxilar:

•   Em doentes esqueleticamente maduros, a possibilidade de uma expansão maxilar bem sucedida diminui à medida que as suturas se fecham e a resistência às forças mecânicas aumenta.

•   O crescimento transversal da maxila abranda significativamente e as suturas maxilares fecham-se por volta dos 14 a 15 anos de idade nas mulheres e dos 15 a 16 anos de idade nos homens (**Baumrind 1990**)

•   Após o encerramento sutural ou a conclusão do crescimento transversal, a expansão transversal ortopédica da maxila não é bem sucedida, porque a expansão é composta principalmente por inclinação alveolar ou dentária com pouco ou nenhum movimento esquelético basal.

Diferentes técnicas para a SARPE:

1.   Apenas divisão palatal média (1st método de Brown, 1938)

2.   Apenas osteotomia lateral

3.   Osteotomia lateral com fratura anterior (vulgarmente utilizada)

4.   Osteotomia lateral com divisão do palato médio

5.   Osteotomia lateral com disjunção das placas pterigóides

Áreas de resistência à expansão

i.   Abertura piriforme do maxilar (anterior),

ii.   Pilar zigomático (lateral),

iii. Junção pterigoide (posterior) e

iv.   Sutura palatina média (mediana)

Passos cirúrgicos para osteotomia lateral com divisão anterior da linha média:

1.   A RME colada é cimentada antes da cirurgia

2.   A cirurgia é efectuada sob anestesia geral ou local.

3.   As incisões bilaterais são efectuadas na profundidade do vestíbulo,

desde a área do primeiro molar até à parte distal do incisivo lateral.

4.   O mucoperiósteo está elevado

5.   Osso maxilar exposto desde a abertura piriforme até à fissura

pterigomaxilar. (fig.5)

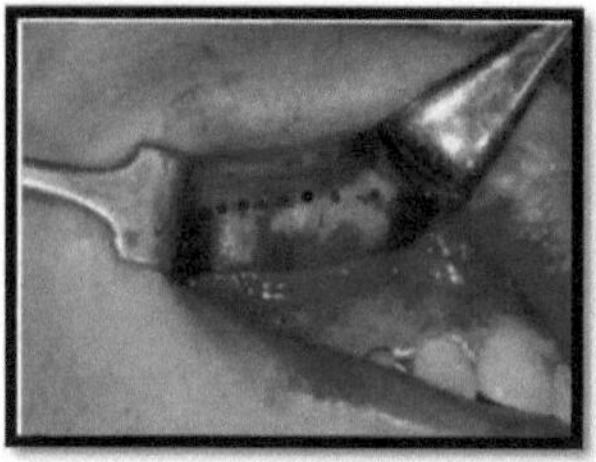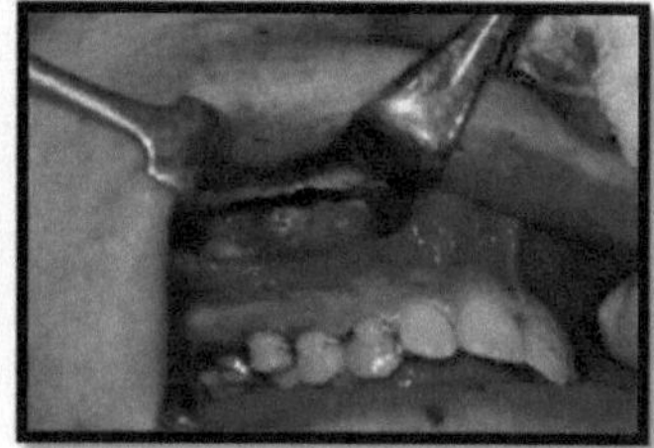

(fig.5)

6.   Após a identificação do nervo infra-orbital, é efectuada uma osteotomia horizontal desde a abertura piriforme até à fissura pterigomaxilar, bem acima dos ápices dentários.

7.   As placas pterigóides podem ou não estar separadas da maxila.

8.   É efectuada uma incisão vertical adicional paralela ao frénulo labial e a maxila é separada através da maleação de um osteótomo fino entre os incisivos centrais a um nível abaixo da espinha nasal anterior. (fig.5.1)

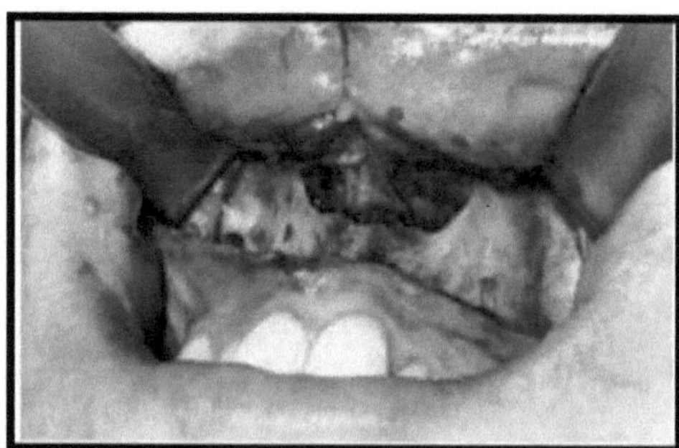

Fig. 5.1

Complicações da SARPE:

- Hemorragia excessiva do plexo pterigoide,

- Lesão da artéria palatina descendente,

- Lesão do nervo infra-orbital,

- Dentes superiores desvitalizados, recessão gengival, expansão unilateral

Ativação da ERM após cirurgia

- Quando apenas são efectuadas osteotomias laterais, a ERM é imediatamente activada

- No caso de osteotomias adicionais, aguardar 7 dias para a formação de calo, mas sem consolidação.

- Abrir o parafuso RME 1 ou 2 voltas/dia

Resultados:

- Até 8 mm de expansão da largura da arcada foram relatados **(AltugAtac, 2006)** com mais expansão lateral do que o grupo RME.

Estabilidade e recaída com SARME:

Kurt et al 2010, no seu estudo de acompanhamento de 3 anos de casos tratados com ERM e SARME, mostrou

Após 3 anos de acompanhamento, a largura basal do maxilar diminuiu 1,35 ± 0,44 mm no grupo SARME e 1,19 ± 0,41 mm no grupo RME, enquanto a largura do molar superior diminuiu 2,23 ± 1,24 mm no grupo SARME e 2,79 ± 1,01 mm no grupo RME.

Cerca de 5% a 25% de recaídas.

Conclusões: Tanto a ERM como a ERS permaneceram estáveis após 3 anos de seguimento, com algum grau de recidiva pós-retenção.

1)   Expansão semirrápida da maxila (SRME)[52]

Iseri e Ozsoy (2004) introduziram um conceito de expansão maxilar semirrápida envolvendo terapia de ERM seguida de expansão maxilar lenta, imediatamente após a separação da sutura palatina mediana.

Objetivo:

•   As forças elevadas são geradas pela ERM em várias estruturas do complexo craniofacial e essas estruturas oferecem resistência de diferentes graus, dependendo da sua localização e orientação relativamente ao centro e à direção da força.

•   A deslocação ou deformação rápida dos ossos faciais resultaria numa recidiva acentuada a longo prazo, ao passo que uma expansão relativamente mais lenta da maxila produziria provavelmente menos resistência tecidular no complexo nasomaxilar.

•   Isso estimularia o processo de adaptação no complexo nasomaxilar e resultaria na redução da recidiva no período pós-retenção.

Calendário de ativação:

Duas voltas por dia durante os primeiros cinco a seis dias, e três voltas por semana durante o resto do tratamento com ERM.

Conceção do aparelho:

Tal como descrito por Memikoglu **e ISeri:** (fig.5.2)

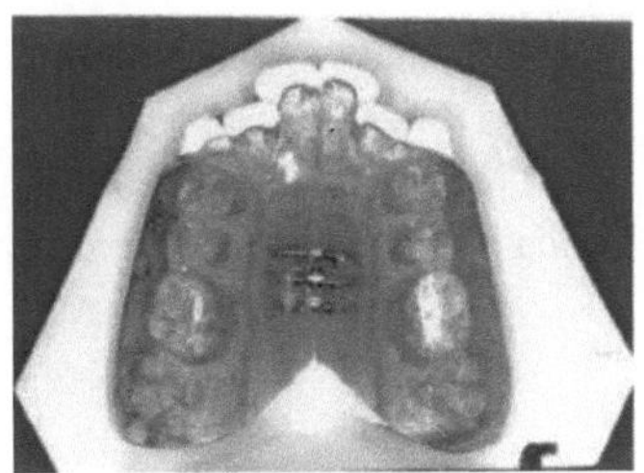

Dispositivo de expansão maxilar semirrápido com ligação acrílica rígida

(fig.5.2)

•	Um parafuso de ERM foi embutido em acrílico entre os primeiros prémolares o mais próximo possível do palato, com a resina a cobrir as superfícies oclusais e labiais do permanente posterior maxilar.

•	A resina foi cortada suficientemente fina para preservar o espaço livre e permitir o máximo contacto oclusal bilateralmente.

•	Após a colagem do aparelho RME, os pais do paciente foram instruídos a activá-lo, rodando o parafuso uma volta de manhã e outra à noite, nos primeiros 5-7 dias.

•	Cada volta do parafuso produziu 0,2 mm de expansão.

•	Depois de ter sido determinado que a sutura foi aberta pelas películas oclusais, o aparelho foi descolado e utilizado como um dispositivo de expansão amovível.

- A ativação foi continuada três vezes por semana. A duração da expansão dependia da quantidade de expansão necessária com dois mm de sobreexpansão,

- O tempo médio de expansão ativa foi de 4,08 meses e o tratamento ativo foi seguido de um período médio de retenção de 3,48 meses com o mesmo dispositivo removível.

- O aparelho foi usado a tempo inteiro durante as fases de ativação e retenção.

Resultados:

No seu estudo a longo prazo com 3 anos de acompanhamento, os resultados mostraram que

- As larguras das bases nasais e maxilares inferiores e as larguras interapicais dos intermolares e incisivos superiores aumentaram significativamente em comparação com o grupo de controlo e permaneceram inalteradas durante as fases de retenção e de acompanhamento.

- Ocorreram aumentos significativos nas larguras zigomática e nasal inferior durante o período de acompanhamento.

- Os resultados deste estudo sugerem que as alterações dento-esqueléticas após o uso de ERM foram mantidas satisfatoriamente a longo prazo em adolescentes e adultos mais velhos.

3) Expansão com aparelhos fixos[53]

a) Expansão com arcos

• Uma expansão significativa pode ser produzida pela utilização de fios de aço inoxidável demasiado expandidos, particularmente aqueles com uma dimensão grande (por exemplo, 0,021" x 0,025").

• O fio deve ser sobre-expandido em aproximadamente 10 mm.

• Uma vantagem desta técnica pode ser o facto de ocorrer menos inclinação vestibular dos molares durante a expansão, uma vez que o arco retangular mantém o controlo do torque.

b) Arcos auxiliares

• Os arcos de expansão, também conhecidos como **arcos jockey**, são fios auxiliares que podem ser construídos de forma fácil e económica no consultório e incorporados num aparelho fixo durante o tratamento.

• Podem também ser utilizadas para manter a largura da arcada após uma expansão rápida da maxila.

• O arco de expansão, que pode ser feito de aço inoxidável retangular de 0,019" x 0,025" ou de um fio de aço redondo maior com um diâmetro de 1 1,13 mm

• Passa por cima do fio principal e é inserido nos tubos de tração extra-orais das bandas do primeiro molar, posteriormente, e fixado anteriormente com uma ligadura.

• Alguns operadores preferem dobrar o fio no sulco bucal para reduzir a sua visibilidade.

• É provável que a expansão seja produzida por um grau de inclinação do molar e isto pode ser reduzido pela incorporação do torque da raiz vestibular do molar no arco retangular principal. (fig.5.3)

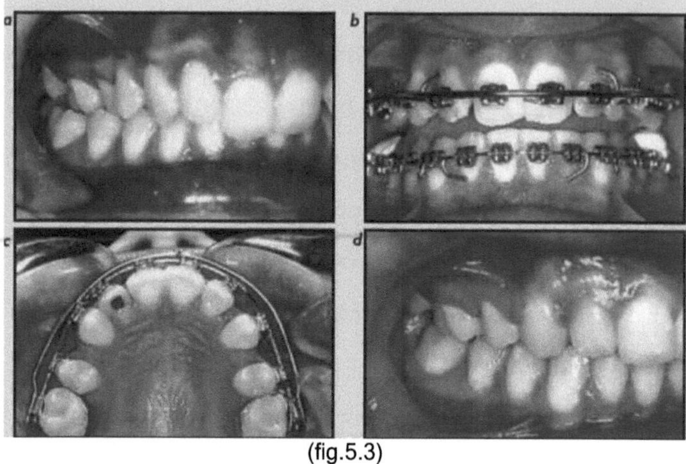

(fig.5.3)

c) Elásticos cruzados

• Para produzir a expansão maxilar, os elásticos transversais vão desde a face palatina de um ou mais dentes maxilares até à face vestibular de um ou mais dentes mandibulares.

• Para além de produzir forças laterais, é também produzido um vetor de força vertical que tende a provocar a extrusão do molar.

• Isto pode ser prejudicial em doentes com uma sobremordida reduzida ou com uma altura do rosto aumentada.

• Para limitar o grau de inclinação dos molares, os elásticos transversais só devem ser utilizados em conjunto com arcos rectangulares de aço inoxidável.

• O sucesso desta técnica depende da boa adesão do doente (fig.5.4)

186

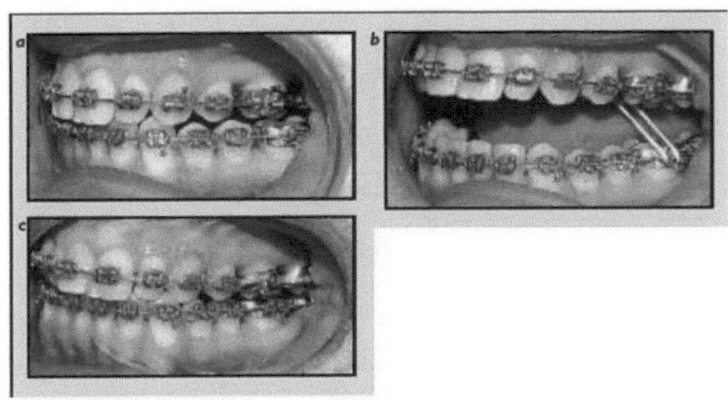

(fig.5.4)

Os aparelhos de expansão lenta da maxila / aparelhos de desenvolvimento do arco, tais como quad helix, placa removível jack screw, expansor NiTi, aparelho Transforce são mais eficientes em indivíduos em crescimento durante as fases de dentição mista e, por conseguinte, têm um papel limitado em adultos

Correção espontânea da má oclusão de classe II após expansão da arcada maxilar:

Tollaro et al[54] e o método de McNamara e Brudon para uma avaliação rápida e fácil da discrepância transversal durante o exame clínico:

Quando os pacientes Classe II Divisão 1 foram solicitados a posicionar a mandíbula inferior para frente em uma relação de Classe I, essa discrepância (ou seja, constrição maxilar) pôde ser observada clinicamente no nível oclusal.

Vargervik7[55] afirmou que a correção de uma relação molar de Classe II sem a criação de uma mordida cruzada posterior requer um aumento da largura

187

do molar maxilar em relação à largura do molar mandibular de aproximadamente 2 mm para a Classe II unilateral e 4 mm para a relação molar de Classe II bilateral.

Esta discrepância, muitas vezes causada pela constrição da maxila em pacientes de Classe II, tem sido demonstrada como sendo tanto dentária como esquelética.

Por conseguinte, a terapia de expansão rápida da maxila (ERM) está indicada nestes doentes durante a dentição mista.

Nestes pacientes, a arcada maxilar expandida parece ter a função de um aparelho funcional endógeno que solicita que a mandíbula seja posicionada numa posição mais anterior.

Isto não acontece devido a um maior crescimento mandibular, mas, em vez disso, **a melhoria da Classe II ocorre porque o alargamento da arcada dentária maxilar remove as interferências oclusais, permitindo que a mandíbula se mova para a frente para uma posição mais confortável.**

Quando a mandíbula está livre para se mover para a frente, cria-se uma condição para que a mandíbula cresça em toda a sua extensão.

Postulou-se que a mandíbula na posição de contacto inicial em relação cêntrica (RC) está numa posição distal porque a maxila contraída a mantém nessa posição.

Reichenbach e Taatz, 1971,[56] explicaram a relação maxilomandibular na má oclusão de classe II através do exemplo do pé e do sapato.

O pé (mandíbula) não pode ser movido para a frente no sapato (maxila) devido à constrição transversal. Um sapato mais largo permitirá que o pé assuma a sua relação normal.

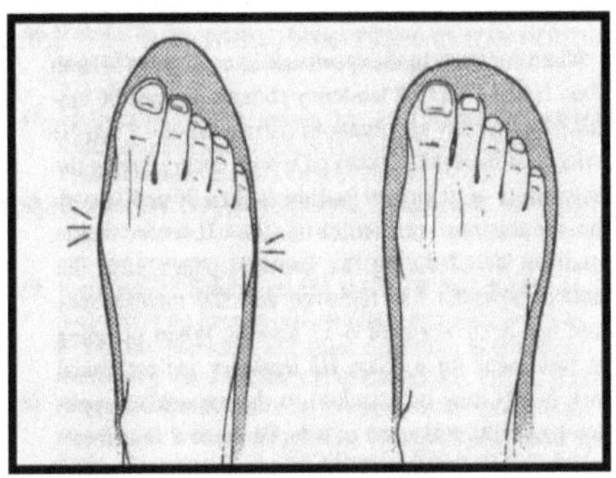

Fenómeno do pé e do calçado (fig.5.5)

É interessante notar que a correção espontânea da má oclusão de classe II, tal como no trabalho de McNamara e Brudon, ocorreu durante os primeiros 6 a 12 meses do período pós-MED, quando a placa de manutenção/retenção ou o arco transpalatino é colocado e não durante o período de expansão ativa.

A RME colada tem a vantagem de minimizar as interferências oclusais durante a correção.

No entanto, num estudo realizado por **Tonya Volk,** concluiu-se que a expansão da maxila pode ajudar a correção da Classe II em alguns pacientes, mas é imprevisível na determinação dos pacientes que beneficiariam da expansão da maxila.

Segundo o estudo, houve melhora nas más oclusões de Classe II em cerca de 50% das vezes. Nos pacientes que tiveram correção da Classe II, esta não foi explicada por um desvio funcional da mandíbula.

O momento ideal para o tratamento é o período inicial da dentição mista, ou seja, em indivíduos em crescimento, para que esta forma de correção possa ser efectuada.

<u>Também não foi relatada nenhuma correção espontânea da má oclusão de classe II em indivíduos que não cresceram.</u>

Abordagem sem extração da classe II div 2

i. Arco utilitário de intrusão de burstone[17]

Todos os passos e a biomecânica são os mesmos que os acima mencionados, exceto

O arco utilitário Burstone é fabricado em arame 16 X 22 SS. (fig.5.6)

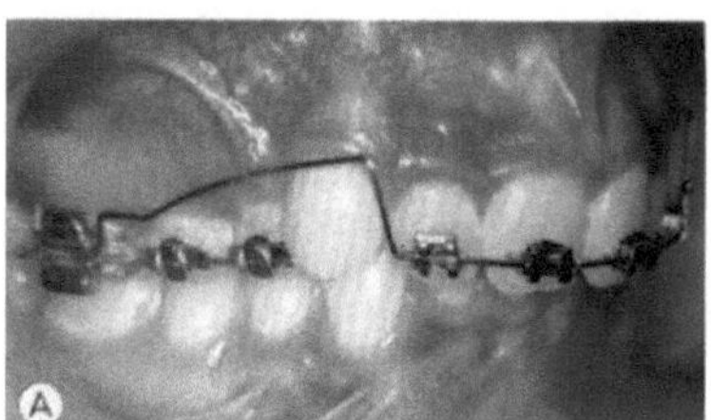

Arco utilitário de intrusão Burstone

(fig.5.6)

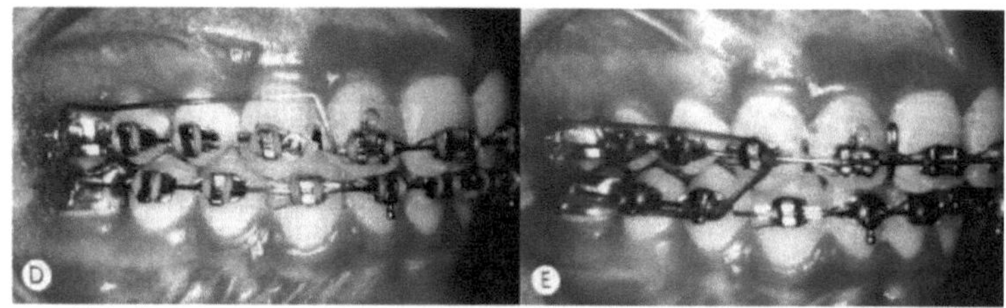

Elásticos em caixa para extrusão de posteriores e assentamento

(fig.5.7)

Em muitos casos, a mandíbula é simplesmente retida devido a anterossuperiores apinhados e supra-erupcionados. **Swann, 1954**, estimou que cerca de um terço dos casos de Classe II Divisão 2 podem ter um deslocamento posterior funcional da mandíbula.

Assim que os anteriores superiores são proclinados e a mordida profunda é corrigida, a mandíbula assume uma posição mais avançada, o que ajuda na correção da Classe II. Para além disso, o movimento labial dos incisivos superiores facilitará o desalinhamento dos incisivos inferiores, permitindo que a musculatura da língua e dos lábios estabeleça a posição dos incisivos inferiores sem a influência confinante dos incisivos superiores com ponta lingual.

iii. Abordagem sem extração num doente adulto (fig. 5.8)

(fig.5.8)

1.   O fio da arcada superior em aço inoxidável de 0,016" de alta resistência é utilizado solto, ligado aos centrais superiores, com casquilhos vestibulares e ligeiras dobras para trás em 1st molares para proclinação dos anteriores superiores, o que abre a mordida e proporciona espaço para a

colocação do aparelho inferior.

2.   Além disso, a intrusão de um incisivo superior proclinado resultará num trajeto palatino favorável da raiz, ao passo que a intrusão de um incisivo retroclinado pode conduzir o ápice mais para labial, o que pode causar fenestração. (fig.5.9)

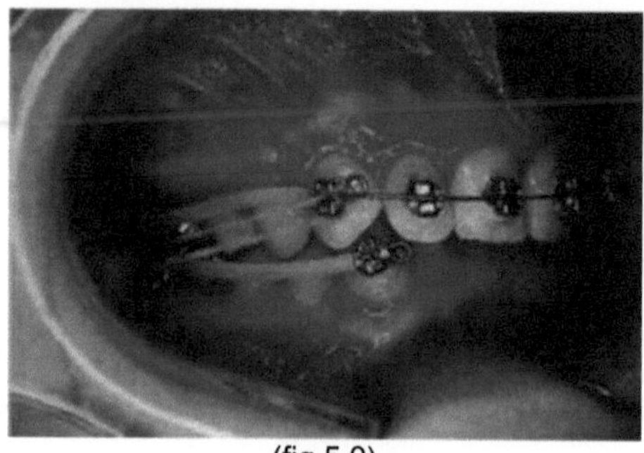

(fig.5.9)

3.   Iniciar o procedimento da fase I assim que a mordida abrir. Colocar o aparelho na arcada inferior. Ancoragem mesial ao molar para iniciar a redução da sobremordida. 50 gramas Classe

II são utilizados elásticos a tempo inteiro. (fig.5.10)

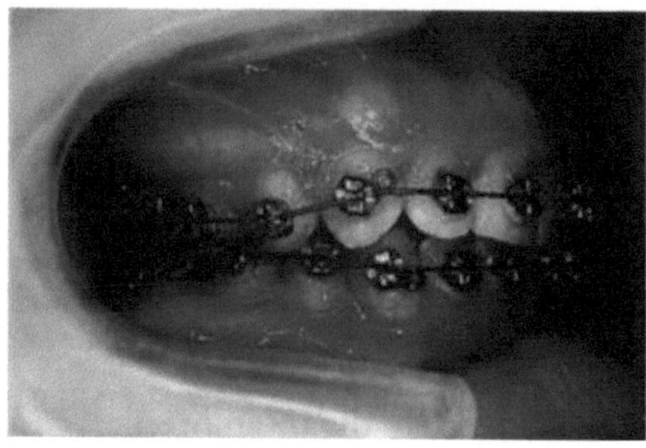

(fig.5.10)

4.   Os planos de mordida não são normalmente necessários nos casos de Tip Edge. A redução da sobremordida ocorre independentemente da angulação do canino. (fig.5.11)

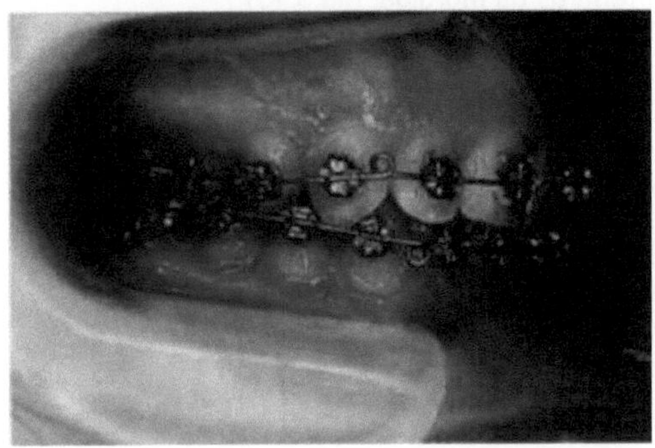

(fig.5.11)

5.   É colocado um fio provisório 0,020 com 1st molares e dedos dos pés para dentro numa consulta. (fig.5.12)

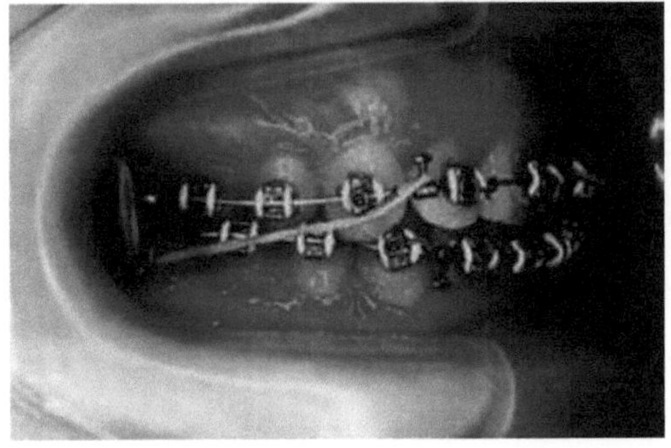

(fig.5.12)

6.   É colocado um fio de aço inoxidável 0,021 X 0,025 pré-apertado,

uma vez que serão necessárias curvas verticais de varrimento da mordida

(curvas inversas) para manter a correção da sobremordida.

7.   O pré-torque neutralizará o torque da raiz da coroa vestibular que
resulta das varreduras da mordida. (fig.5.13)

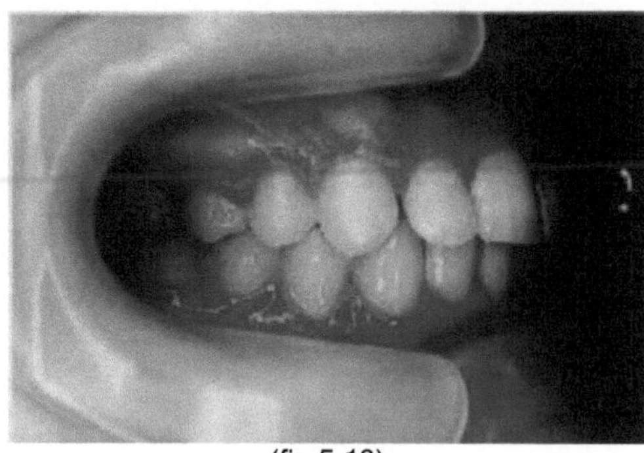

(fig.5.13)

2. Distalização de molares

O conceito de "condução distal" dos dentes posteriores maxilares tem

uma longa história ortodôntica.

A distalização dos molares maxilares é frequentemente indicada para

ganhar espaço na arcada dentária superior e/ou para corrigir malposições

dentárias distais.

Indicações[57] :

1)   Discrepância mínima do comprimento da arcada e relação molar de

classe II ligeira.

2)   Casos limite - é essencial uma distalização suficiente

3)   Casos de classe II consequentes à perda prematura de segundos

molares decíduos

4)   Casos de classe II com ângulo do plano mandibular baixo, incisivos superiores normais a retroinclinados, boa estética

5)   Caninos bloqueados devido a desvio mesial dos molares

6)   Indivíduos em que o crescimento vertical se mantém

Casos difíceis:

Indivíduos sem crescimento - Erupção completa de 2nd e 3rd molares

-- Morfologia óssea densa circundante

-- Dimensões faciais verticais estabelecidas

Contra-indicações:-

1) Pacientes com discrepância grave no comprimento da arcada e no tamanho dos dentes.

2) Doentes com classe esquelética II moderada a grave - difícil de tratar

3) Pacientes com ângulo do plano mandibular elevado

4) Fase inicial da dentição mista -

William Wilson (1978) - Sem distalização antes dos 11 anos

--Como o crescimento rápido está a ocorrer na região da tuberosidade

-- Aumento da probabilidade de impactação de 2nd e 3rd molares

- Um momento favorável para mover os molares distalmente parece ser na **dentição mista, antes da erupção dos segundos molares (Gianelly, 1998).**

• Foram descritos vários métodos de tratamento e aparelhos para a distalização de molares. Para além dos tipos de aparelhos extrabucais tradicionalmente utilizados e das placas activas removíveis, tem-se verificado uma tendência, desde o final dos anos 70, que favorece os aparelhos de distalização com ancoragem intramaxilar. A eficácia destes aparelhos inovadores não depende da colaboração do paciente.

• Depois que os primeiros estudos cefalométricos mostraram que o tratamento elástico da Classe II daquela época produzia pouco ou nenhum movimento distal dos molares superiores, o aparelho extrabucal foi reintroduzido como um meio de mover os molares superiores para trás. A ancoragem palatina com parafusos ou âncoras ósseas oferece agora uma forma mais eficaz de realizar o movimento distal.

• Embora os métodos modernos tenham melhorado a situação, a correção da Classe II por movimento distal dos molares superiores tem limites definidos.

• Qualquer desenho de aparelho inclui dois elementos fundamentais: os **componentes activos que** distalizam os molares e uma **unidade de ancoragem que compensa** os sistemas de forças que actuam reciprocamente.

• A unidade de ancoragem (combinações de ancoragem dentária e apoios de tecidos moles) é quase idêntica entre os aparelhos intra-orais para distalização de molares não conformes, embora tenham sido descritos desenhos de ancoragem absoluta e de apoio com implantes palatinos e mini-implantes.

• Foi registada uma taxa de movimento distal de aproximadamente 1 mm por mês das coroas dos primeiros molares, mas existe uma grande variação individual.

• Um fator que influencia a taxa de movimento é o tipo de movimento e outro fator é o momento do tratamento.

• Normalmente, o movimento mais rápido ocorre quando os molares estão inclinados, enquanto o movimento corporal demora mais tempo.

• No entanto, a presença de 2nd e 3rd molares e as dimensões faciais verticais estabelecidas aumentam as dificuldades para esta abordagem de tratamento em indivíduos não crescidos.

Influência de 2nd e 3rd molares na distalização dos molares:

• A influência do segundo e terceiro molares na quantidade e qualidade da distalização dos molares tem sido objeto de controvérsia.

• Quando os molares são deslocados para trás por mecanismos intra-orais, a perda de ancoragem será evidente como um aumento do overjet de 1 a 2 mm.

• No entanto, o problema da perda de ancoragem é considerado menor antes da erupção dos segundos molares, quando comparado com o tratamento após a erupção desses segundos molares.

• Quando os primeiros molares se deslocam para distal, deslocam também os segundos molares, independentemente de estes últimos já terem ou não erupcionado.

• Os segundos e terceiros molares sofrem o mesmo tipo de influência:

movem-se distalmente quando o primeiro ou o segundo molar se deslocam em direção à sua localização.

*   Os processos de modelação ocorrem na área da tuberosidade para permitir o movimento distal dos molares.

*   **Ghosh e Nanda (1996)** mostraram que os segundos molares não exercem um efeito significativo, nem na distalização dos primeiros molares nem na perda de ancoragem.

*   No entanto, **Worms (1973)** relatou que os segundos molares tocando os primeiros molares constituíam uma resistência para o movimento distal.

*   **Gianelly (1990)** chamou a atenção para o facto de que o tratamento demoraria mais tempo quando os segundos molares estivessem erupcionados.

*   **Bondemark (1992)** também identificou uma forte influência dos segundos molares erupcionados na distalização dos primeiros molares.

*   Segundo **Hilgers (1992)**2,[nd] molares não dificultam a distalização dos primeiros molares, mas ele sugeriu que o tratamento de distalização é mais eficiente antes da erupção.

*   Em um estudo clínico, **Kinzinger (2004)** demonstrou que havia uma tendência mais acentuada de inclinação da coroa distal nos molares de 6 anos quando os segundos molares não estavam irrompidos (o chamado **efeito** hipomoclásio).

*   Ele ainda acrescentou que os aparelhos são mais eficientes quando os segundos molares não estão irrompidos, mas o movimento distal ainda

é possível com os segundos molares irrompidos. Isso foi associado a um tempo maior de tratamento, necessidade de maior força e maior perda de ancoragem, mas sem inclinação se o segundo molar estivesse irrompido.

• Um estudo de **Karlsson e Bondemark 2006 analisou** a presença ou ausência de segundos molares e concluiu que é mais eficaz distalizar os primeiros molares superiores antes da erupção dos segundos molares.

• Os investigadores sugeriram que quando os segundos molares estão colocados, é melhor fazer uma germectomia de qualquer terceiro molar vizinho que esteja presente.

Distalização com arnês:

• Com o aparelho extrabucal, fica claro que o posicionamento distal significativo dos dentes posteriores superiores em relação à maxila ocorre principalmente em pacientes que apresentam crescimento vertical (Figs. B e C) e alongamento dos dentes maxilares.

• Sem isso, é difícil produzir mais de 2 a 3 mm de movimento distal dos molares superiores, a menos que os segundos molares superiores sejam extraídos. (fig.5.14)

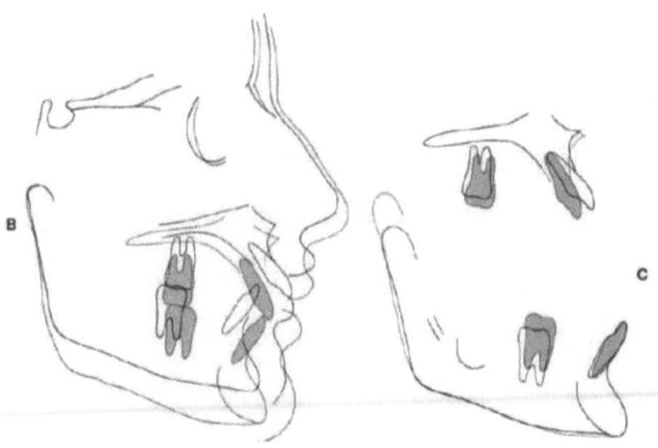

Figs 5.14 B e C. Sobreposição mostrando as mudanças de tratamento. Notar a grande quantidade de crescimento vertical, que permitiu que a maxila e a dentição maxilar fossem deslocadas distalmente à medida que se moviam verticalmente, enquanto a mandíbula crescia para baixo e para a frente. A sobremordida foi corrigida por intrusão relativa (ou seja, os incisivos inferiores foram mantidos no mesmo nível vertical enquanto os molares erupcionavam). Houve relativamente mais erupção do molar inferior do que do superior, reflectindo a direção ascendente - descendente da força do arnês, e apenas uma pequena quantidade de movimento distal dos molares superiores.

- Assim, o papel do aparelho extrabucal parece limitado na distalização de molares em indivíduos sem crescimento, uma vez que o crescimento facial vertical já foi concluído.

- A distalização de molares mais bem sucedida com o aparelho pendular ocorre em pacientes que apresentam crescimento vertical durante o tratamento **(Proffit).** No entanto, **Collins (1996)** relatou o sucesso de uma distalização de 1st molar em uma má oclusão de Classe II Divisão 1 de ângulo alto em um paciente que não estava crescendo, usando uma combinação de aparelhos extrabucais tipo Kloehn. O paciente foi instruído a usar o aparelho por 14 horas. 2nd A extração de molares foi planeada e foi permitida a erupção dos terceiros molares.

Distalização de Primeiros Molares após Extração de Segundos Molares[58]
:

• A deslocação dos primeiros molares superiores para a distal é muito mais fácil se for criado espaço através da extração dos segundos molares superiores.

• Nesse caso, o crescimento vertical não é tão crítico para mover os primeiros molares para trás, mas mesmo assim, não se pode esperar uma correção total da Classe II.

• Por esta razão, a extração de segundos molares superiores para camuflar uma relação esquelética de Classe II deve ser considerada apenas quando existem indicações específicas.

• O problema dos aparelhos para movimentar os dentes é o facto de ser necessária uma força extra-oral de intensidade moderada e de longa duração.

• Para deslocar os dentes maxilares para trás, o paciente deve usar o aparelho extrabucal a tempo inteiro ou quase.

- A extrusão molar deve ser evitada, sendo indicado o uso de tração direita ou alta - mas não cervical.

- A magnitude da força deve ser suficientemente grande para reposicionar simultaneamente todos os dentes maxilares, o que significa que, com um fio de arco a unir os dentes, a força deve ser de aproximadamente 300 gm de cada lado.

- Os dados existentes mostram que, com a utilização cuidadosa do aparelho extrator para distalizar os primeiros molares após a extração dos segundos molares, apesar dos potenciais problemas, existe uma excelente probabilidade de sucesso clínico e uma probabilidade de 75 a 80% de os terceiros molares superiores erupcionarem numa posição aceitável para substituir os segundos molares".

Distalização com sistema de ancoragem esquelética

- Foram introduzidos vários aparelhos intra-orais não conformes para ultrapassar as preocupações estéticas e de conformidade com a utilização de aparelhos extrabucais em adultos.

- Mas estes aparelhos tiveram dois efeitos negativos

1) Perda de ancoragem dos pré-molares e incisivos superiores

2) Como os molares distalizados devem ser usados como parte da ancoragem durante a retração dos pré-molares e dos dentes anteriores, ocorre uma quantidade considerável de recidivas.

Para resolver os problemas dos aparelhos não conformes, **Sugawara 2006**, desenvolveu o sistema de ancoragem esquelética (SAS) para uma distalização eficaz dos molares com controlos tridimensionais.

Consiste em placas de ancoragem de titânio (curta de 6,5 mm, média de 9,5 mm, longa de 12,5 mm de comprimento) e parafusos monocorticais (2 mm de diâmetro, 5 mm de comprimento) colocados no contraforte zigomático. (fig.5.15)

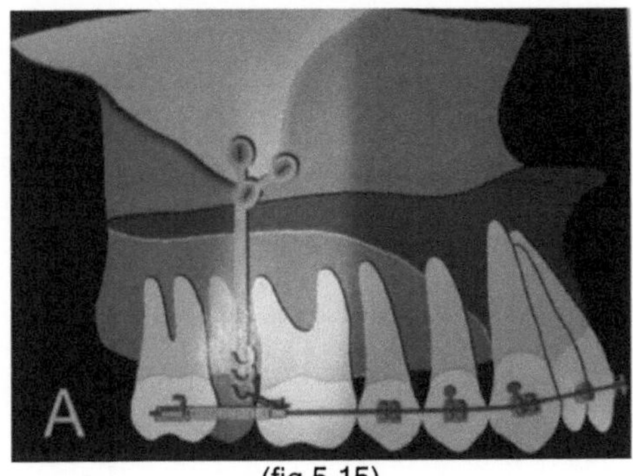

(fig.5.15)

Os terceiros molares foram extraídos antes da distalização. Os segundos molares foram extraídos nos casos com dificuldade de extração dos terceiros molares.

Mesmo a distalização em massa de molares, pré-molares e incisivos numa única fase é possível com a SAS.

Foi observada uma distalização líquida de cerca de 3,8 mm dos molares após a retração dos dentes anteriores. (fig.5.16)

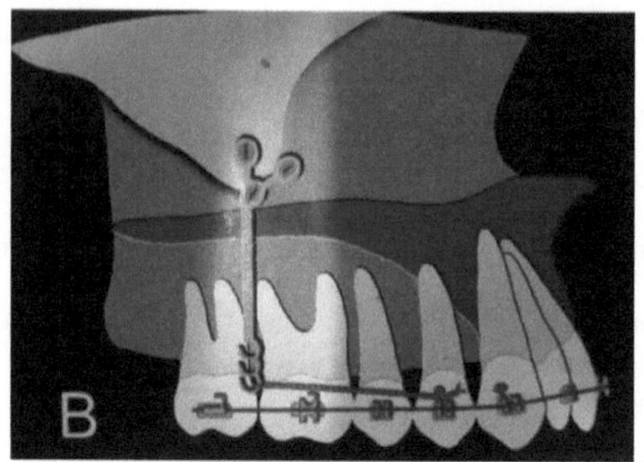

(fig.5.16)

SAS para distalização em massa

A rotação molar como fator de distalização

- Em doentes com má oclusão esquelética de Classe II ligeira a moderada, é provável que os molares superiores tenham rodado mesialmente em torno da raiz lingual e a mera correção da rotação altera a relação oclusal numa Classe I

direção. (fig.5.17)

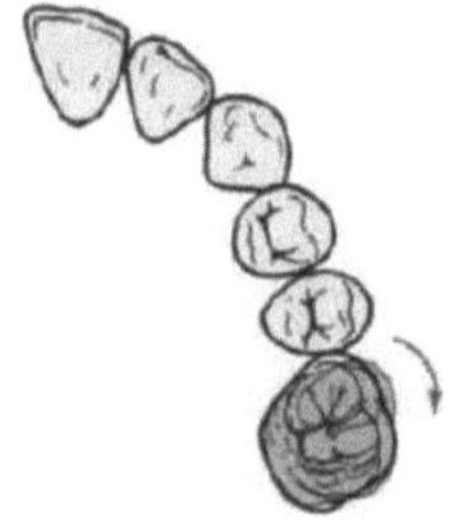

(fig.5.17)

(Parte do aparente movimento para trás do 1st molar é a rotação distal das cúspides vestibulares em torno da raiz palatina).

• A correção destas rotações pode ganhar 1 a 2 mm de espaço por lado (Corbett 1996)

• Isto pode ser feito com um arco transpalatino, quad helix, rotador molar de nitânio, arco labial auxiliar ou o arco interno de um arco facial.

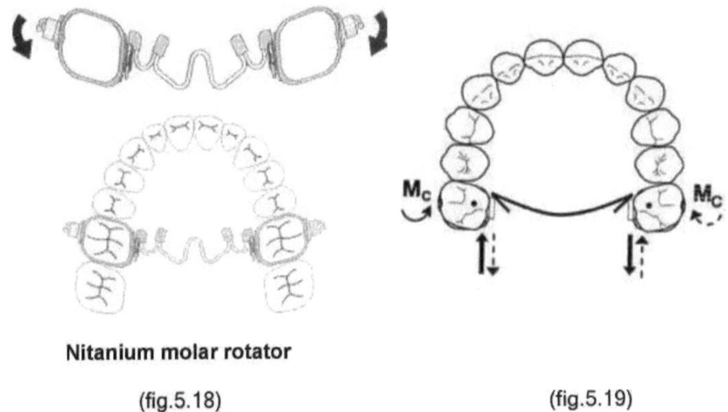

Nitanium molar rotator

(fig.5.18)   (fig.5.19)

Manutenção do 1st molar distalizado:

• Uma coisa é deslocar os molares para trás e outra coisa é mantê-los nessa posição.

• O simples fato de deixar o aparelho de distalização no local por 2 a 3 meses leva ao movimento distal dos pré-molares por fibras gengivais esticadas, mas assim que o arco lingual e o coxim palatino originais dos pré-molares são removidos, um novo arco lingual e coxim dos molares distalizados devem ser colocados.

•	Mesmo assim, especialmente se o molar inclinar-se para distal, ele irá inclinar-se novamente para distal à medida que o espaço se fecha.

•	A colocação de uma ponta para trás nas molas distalizadoras manterá o molar mais vertical e minimizará a recidiva, mas isso aumenta a tendência extrusiva.

•	A arcada transpalatina, a arcada de utilidade, o botão palatino de Nance, o fio da arcada labial com batentes molares ou implantes com ancoragem direta ou indireta também podem ser utilizados para manter o molar distalizado.

•	Mesmo assim, novos dados mostram que, em média, grande parte da distalização original é perdida durante a segunda fase do tratamento com um aparelho fixo completo.

•	A força dos elásticos de Classe II também pode ser usada para empurrar os molares superiores para distal, mas há dois problemas.

•	Em primeiro lugar, os elásticos extrudem os molares inferiores, o que significa que a rotação da mandíbula para baixo e para trás ocorrerá, a menos que o paciente tenha algum crescimento vertical durante o período de tratamento.

•	Em segundo lugar, existe o risco de um movimento mesial dos dentes inferiores consideravelmente maior do que o movimento distal dos dentes superiores.

•	Além disso, os elásticos de classe II tendem a alargar os molares inferiores ao ponto de poderem produzir uma mordida cruzada molar.

- Para evitar esta complicação, é necessário um fio retangular pesado, ligeiramente apertado ao longo dos molares

Distalização molar unilateral:

- Ocasionalmente, a distalização unilateral de molares é indicada, tipicamente quando uma má oclusão de Classe II unilateral está presente e um lado da arcada maxilar está apinhado, mas o outro não.

- Em pacientes após o surto de crescimento adolescente que ainda têm pelo menos um pouco de crescimento vertical remanescente, a extração de um segundo molar superior e o aparelho extrabucal cervical assimétrico podem produzir um resultado de tratamento satisfatório.

- A ancoragem palatina, como seria de esperar, é mais bem sucedida na deslocação distal do primeiro molar quando a resistência do segundo molar foi removida.

- Se for necessária uma grande retração dos dentes superiores para corrigir uma má oclusão de Classe II, já é evidente que a ancoragem esquelética é a forma preferida de a realizar.

- Os doentes referem que tolerar a presença de âncoras ou parafusos ósseos é menos problemático do que usar o arnês e é provavelmente mais bem aceite do que a ancoragem palatina.

Efeitos da distalização na dentição[58] :

1.   Efeitos sobre os molares

- A distalização do corpo e a inclinação distal são os principais efeitos.

- Foi registada a extrusão com o arnês e o pêndulo de Hilgers ou a intrusão como no estudo comparativo do aparelho pendular efectuado por

Byloff e Darendelier (1997) no plano vertical.

2.   Efeitos sobre os pré-molares

•   Foi registada uma perda de ancoragem sob a forma de movimento mesial, juntamente com inclinação mesial, extrusão e ligeira dilatação bucal.

3.   Efeitos sobre os incisivos

•   A mesialização do incisivo e uma ligeira extrusão são os efeitos habituais.

•   A perda de ancoragem ocorre mais acentuadamente na área dos incisivos em comparação com a dos primeiros pré-molares.

•   Isso pode ser explicado pelo fato de que a força recíproca que reage à força de distalização é um composto dos seguintes componentes na área dos dentes anteriores:

a)   A força transmitida pela própria arcada dentária na zona dos contactos aproximados dos pré-molares aos caninos e aos dentes anteriores e

b)   O botão de Nance distribui hidrodinamicamente as forças para a porção anterior do palato e, assim, indiretamente para a área dos dentes anteriores.

Percentagem de distalização do molar no movimento total na dimensão sagital:

•   Em relação ao movimento total na dimensão sagital, ou seja, a distalização cumulativa dos molares e a distalização recíproca dos pré-molares e incisivos, Gianelly (1990) sugeriu que uma distalização mínima dos molares de 66% e, reciprocamente, uma perda máxima de ancoragem de 33% eram eficientes.

• Uma perda de ancoragem inferior a 33% seria aceitável e facilmente corrigida por via terapêutica.

• O sistema de ancoragem esquelética alargou o âmbito da distalização de molares através da utilização dos chamados aparelhos não conformes.

Escola de pensamento contraditória / ideologia da distalização não molar[55] :

• A dificuldade que surge ao distalizar os molares primeiro, seguida da manutenção do espaço e depois da retração dos incisivos para correção do overjet é significativa. Além disso, o tempo total de tratamento aumenta, diminuindo a adesão do paciente.

• Sempre que o tratamento de um caso completo de Classe II, na ausência de apinhamento, for realizado sem extrações, os segmentos póstero e ântero-superior devem ser distalizados em 7 mm cada, para que os molares e cúspides estabeleçam uma relação de Classe I ao término do tratamento, totalizando 14 mm de distalização da arcada superior. (fig.5.20)

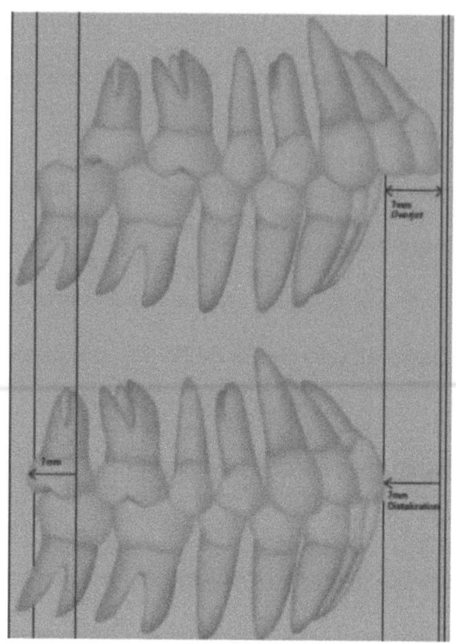

(fig.5.20)

- Alcançar a distalização de 14 mm dos molares aumenta a dificuldade do tratamento.

• Janson et al. 2007 relataram que, se o paciente ainda estiver em crescimento, a probabilidade de sucesso da distalização de toda a dentição maxilar aumenta consideravelmente, pois os aparelhos extrabucais de reforço de ancoragem não só distalizam os dentes superiores, como também redirecionam o crescimento da maxila, restringindo o seu deslocamento anterior, o que será valioso para a correção da Classe II.

• Além disso, o crescimento mandibular, assim como o seu deslocamento anterior normal, aumentará a probabilidade de correção da discrepância AP.

• Portanto, percebe-se a grande limitação do tratamento de distalização de molares sem extração Classe II em pacientes adultos e não-crescidos.

• O tratamento da má oclusão de Classe II com extracções de 2 pré-molares mostrou uma melhor taxa de sucesso oclusal, num menor tempo de tratamento, com consequente maior eficácia de tratamento do que o protocolo de distalização de molares sem extracções.

• Os resultados menos satisfatórios do tratamento de distalização de molares sem extração da Classe II estiveram relacionados principalmente com o menor sucesso na correção da relação AP, devido à maior colaboração do paciente com os aparelhos de reforço de ancoragem.

Métodos de distalização:

Na literatura são referidos vários métodos e aparelhos. Consoante o caso, os efeitos e os contra-efeitos do aparelho, é necessário tomar uma decisão quanto à conceção do aparelho.

O melhor projeto será aquele que satisfizer os seguintes critérios

1. Fácil de construir, fácil de efetuar ajustamentos clínicos.

2. A força de distalização deve passar através ou perto do centro de resistência para uma maior eficiência na distalização.

3. Com o mínimo de alargamento labial dos dentes de ancoragem, se for o caso, e com o mínimo de inclinação dos dentes anteriores.

4. Se possível, o mesmo aparelho deve funcionar como retentor pós-distalização.

Pablo Echarri's, 2010 guidlines for selection of distalization appliance[59]

Vários aparelhos / métodos para distalização de molares[60] :

A)   Sistema de força de distalização flexível posicionado palatalmente

B)   Sistema de força de distalização flexível posicionado bucalmente

C)   Sistema de força de distalização flexível posicionado a nível

palatino e bucal

D)   Sistema rígido de força de distalização posicionado palatalmente

E)   Aparelhos híbridos (flexíveis a nível palatino e rígidos a nível bucal)

F)   Arcos transpalatais para rotação e/ou distalização de molares

G)   Implantes posicionados palatalmente para distalização de molares

A) Sistema de força de distalização flexível posicionado palatalmente

Appliance	Author
1. Pendulum appliance Modifications i. Hilger's palatal expander ii. Pendex iii. M Pendulum iv. K Pendulum	Hilgers, 1992 Hilgers, 1991 Hilgers, 1992 Scuzzo, 1999 Kinzinger, 2000
2. Distal jet appliance	Carano and Testa, 1996
3. Nance button with NiTi open coil spring	Reiner, 1992

B) Sistema de força de distalização flexível posicionado bucalmente

Appliance	Author
1. Jones Jig	Jones and White 1992
2. NiTi Coil springs	Gianelly, 1991
3. Repelling Samarium - Cobalt magnets	Bondemark, 2000
4. NiTi Wires i. NiTi double loop system ii. K Loop	Giancotti and Cozza, 1998 Kalra, 1995
5. Wilson Bimetric distalizing arches	Wilson, 1978
6. Carriere Distalizer	Carriere

C)   Sistema de força de distalização flexível posicionado a nível palatino e bucal

Appliance	Author
1. Piston appliance	Greenfield, 1995
2. Nance button with open coil NiTi springs and edgewise appliance	Puente, 1997

D) Sistema rígido de força de distalização posicionado palatalmente

Appliance	Author
1. Veltri'sdistalizerappliance	Veltri and Baldini, 2001
2. New distalizer	Baccetti and Franchi, 2000

E) Aparelhos híbridos (flexíveis a nível palatino e rígidos a nível bucal)

Appliance	Author
First Class Appliance	Fortini, 1999

F) Arcadas transpalatinas para rotação e/ou distalização de molares

Appliance	Author
1. SS TPA	Celtin& Hoeve,1983
2. Zachrisson TPA	
3. Nitanium molar rotator	Corbett, 1996
4. TMA TPA	Mandurino&Balducci, 2001
5. Keles TPA	Keles, 2003

G) Implantes posicionados palatalmente para distalização de molares

Appliance	Author
1. Palatal implant with Pendulum appliance	Byloff, 2000
2. Straumann Orthosystem	Giancotti, 2002
3. Midplant System	Maino,2002
4. Bioresorbable implants	Glatzmaier, 1995
5. Miniscrews with TPA	Kyung,2003
6. Onplant system with coil springs	Bondemark,2002

Abordagem sem extração na classe II div 2

Distalização do molar superior:

- A distalização do molar superior pode ser efectuada de várias formas
para obter uma relação molar e canina de classe I. Exemplo:

A. Tratamento com distalizador de uma má oclusão de Classe II, Divisão 2
de um adulto através de

Lopez et al, 2006 (fig.5.21)

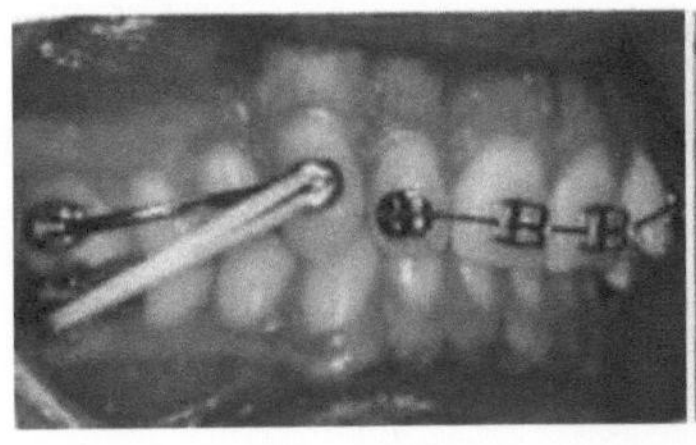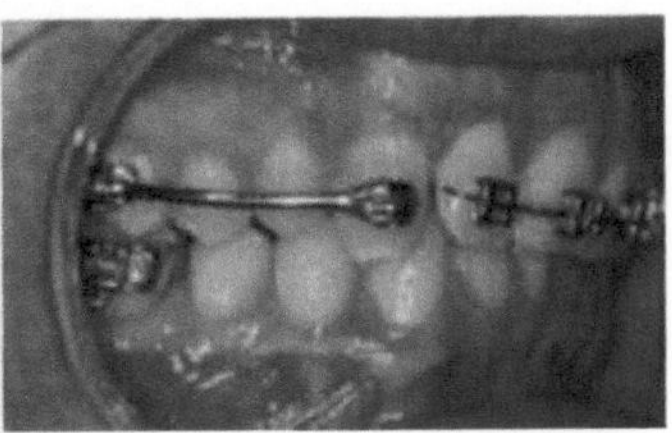

(fig.5.21)

Distalizador Carriere ativado com elásticos de Classe II. "Plataforma de Classe I" conseguida

em 5 meses. (fig.5.22)

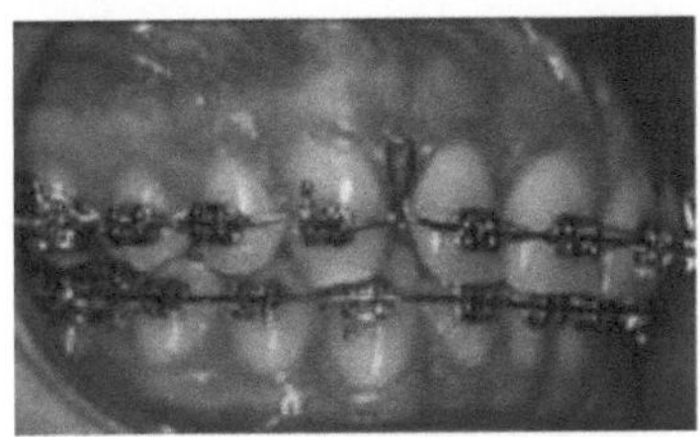

Aparelhos fixos com arcos de fecho (fig.5.22)

B) Distalização de molares e mini-implantes para a intrusão em massa dos

dentes anteriores **maxilares** numa má oclusão grave de Classe II divisão 2

por Madhur Upadhyay et al, 2008 (fig. 5.23)

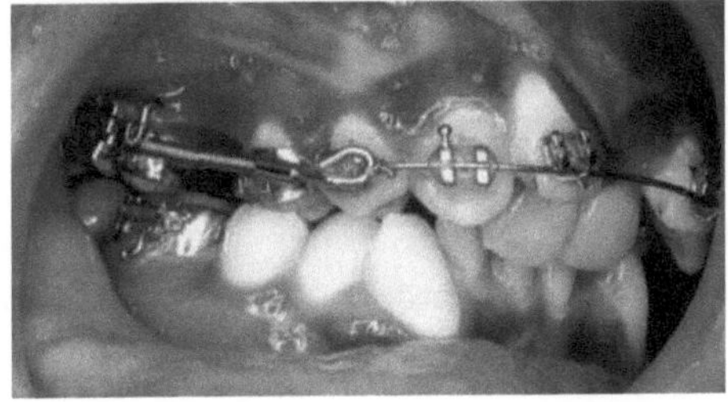

Distalização de molares com Jone's Jig

(fig.5.23)

1.   Os primeiros molares e segundos pré-molares superiores foram bandados e um aparelho Jones-Jig foi colocado na arcada maxilar para distalização bilateral dos molares.

2.   Um arco palatino de distância foi soldado à banda do segundo pré-molar para reforço da ancoragem.

3.   O resto da arcada, exceto os incisivos centrais, foi colado com um aparelho Preadjusted edgewise (0,022 polegadas Roth) e um fio de aço inoxidável de 0,016 polegadas foi inserido para iniciar o alinhamento.

4.   Após cinco meses de distalização ativa, foi obtida uma relação molar de Classe I bilateralmente. Os dentes superiores foram distalizados em mais de 6 mm de cada lado.

5.   Foram também registados o alargamento dos incisivos superiores e a abertura da mordida devido à molarextrusão.

6.   O alinhamento e o nivelamento inicial foram efectuados com fios de níquel-titânio.

7.   Um fio pré-curvado de aço inoxidável de 0,02160,025 polegadas foi ligado aos seis dentes anteriores da maxila (UR3-UL3), enquanto os segmentos posteriores tinham fio de aço inoxidável de 0,01960,025 polegadas.

8.   Implantes de auto-perfuração (1,2 mm de diâmetro e 8 mm de comprimento) foram inseridos no osso alveolar vestibular entre as raízes do incisivo lateral superior e o canino.

9.   Os implantes foram imediatamente carregados através da aplicação de cadeias elastoméricas que exerceram uma força de 50 g, bilateralmente, para a intrusão maciça dos seis dentes anteriores maxilares.

10.   Correntes elastoméricas (fig.5.24) também foram estendidas da extremidade distal do fio segmentar anterior até o gancho molar em ambos os lados, a fim de evitar o alargamento dos dentes anteriores e redirecionar as forças intrusivas ao longo de seus longos eixos.

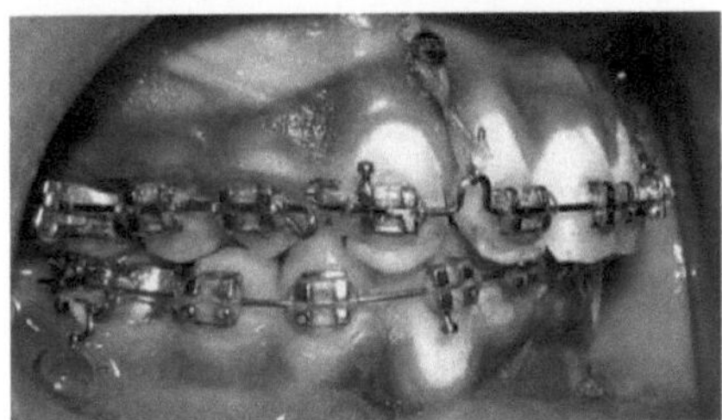

(fig.5.24)

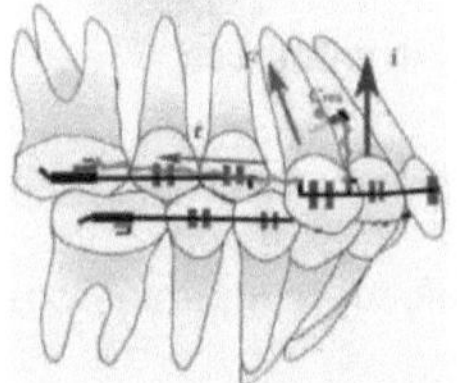
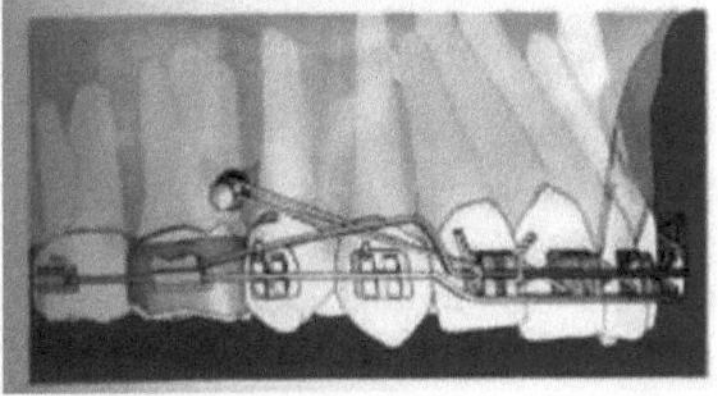

(fig.5.25)

- O Cres (centro de resistência) dos seis dentes anteriores foi estimado a meio caminho entre os Cres dos quatro incisivos e caninos. A verdadeira intrusão sem alteração da inclinação axial só pode ser obtida se a força intrusiva for dirigida através dos Cres dos dentes anteriores. (fig.5.25)

11.   Quatro milímetros de intrusão foram obtidos em cinco meses com

esta configuração.

12. Na arcada inferior, o alinhamento e o nivelamento foram obtidos principalmente pela proclinação dos incisivos e alguma redução interproximal.

13. Para o acabamento final e pormenorização de ambos os arcos, foram utilizados arames TMA de 0,019 x 0,025 polegadas. (fig.5.26)

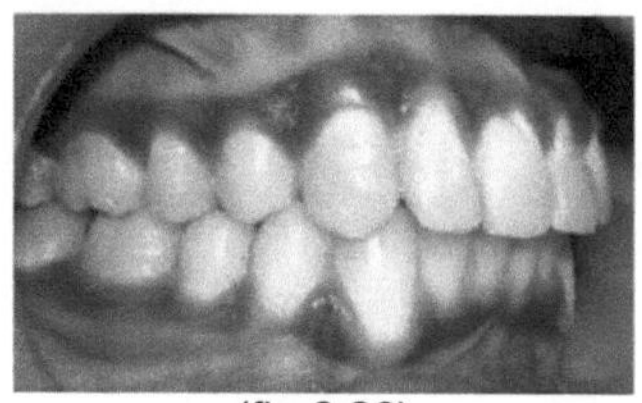

(fig.6.26)

3.Interarch Traction[19]

Indicações e objectivos do tratamento com a tração interarcos

A tração interarcos da parte anterior da arcada maxilar para a parte posterior da arcada mandibular, comumente referida como elásticos de Classe II, tem como objetivo aplicar uma força anterior nos dentes mandibulares e uma força posterior nos dentes maxilares. Isto resulta principalmente na protracção dos dentes mandibulares e, em menor grau, na retração dos dentes maxilares. Embora esses movimentos dentários geralmente sejam desejáveis com elásticos de Classe II, existem outros movimentos dentários simultâneos que os clínicos geralmente tentam limitar o máximo possível. Por causa do vetor vertical de força que

218

acompanha o uso dos elásticos de Classe II, é de se esperar alguma extrusão dos dentes posteriores da mandíbula e anteriores da maxila. (fig.5.27)

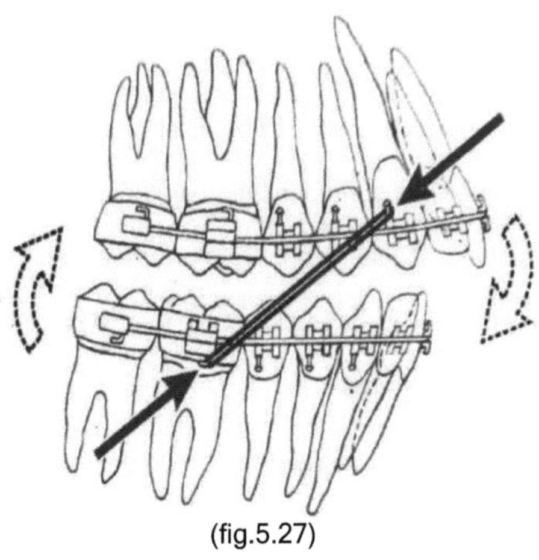

(fig.5.27)

Isto resulta numa rotação do plano oclusal para cima, posteriormente, e para baixo, anteriormente. Além disso, por causa de uma ligeira força na dimensão transversal, há alguma tendência para os molares inferiores inclinarem para vestibular. A indicação mais apropriada para o uso de elásticos de Classe II é quando o movimento anterior dos dentes mandibulares é desejado e a rotação do plano oclusal com extrusão dos molares inferiores e incisivos superiores não é prejudicial para o resultado do tratamento. A circunstância mais ideal para o tratamento com elásticos de Classe II é uma má oclusão de Classe II dentária na presença de uma relação esquelética normal da mandíbula.

Embora a maioria dos problemas de Classe II esquelética sejam caracterizados por incisivos mandibulares protrusivos causados por compensação dentária, é mais favorável ter inicialmente incisivos mandibulares retrusivos quando se usa elásticos de Classe II. Outras indicações óptimas incluem incisivos superiores protrusivos e ligeiramente intrusivos e ligeira constrição dos molares inferiores. Uma indicação final favorável incluiria pelo menos algum potencial de crescimento mandibular mínimo com planos oclusais e mandibulares planos onde um aumento na altura da face inferior é desejado. Se houvesse espaço nas arcadas dentárias, seria preferível que o espaço fosse mesial aos molares inferiores e distal aos molares superiores.

Tipos de tração interarcos de classe II

Elásticos de Classe II é o termo usado para descrever a tração intra-oral entre os pontos de fixação vestibular para os dentes posteriores mandibulares e labial para os dentes anteriores maxilares Mais especificamente, refere-se a qualquer elástico interarcos que tem seu ponto de fixação mandibular mais distal do que sua fixação maxilar. Quanto maior for a distância entre as fixações, mais horizontal e menos vertical será o vetor de força. Existem apenas dois tipos de tração - uma fabricada com látex ou borracha sintética e outra fabricada com uma liga metálica. O primeiro e mais comum tipo de tração são os elásticos fabricados com borracha de látex.

As bandas de borracha de látex natural têm sido utilizadas em ortodontia desde meados do século XIX, altura em que o processo de vulcanização tornou o material muito mais estável. Os ortodontistas aproveitaram o aumento da gama elástica da borracha de látex com a sua capacidade de ser esticada a uma grande distância sem quebrar ou mudar drasticamente a força. Outras melhorias do século XX na qualidade dos elásticos de látex reduziram dramaticamente a deterioração intra-oral do material. Mesmo com a introdução de borrachas sintéticas após a Segunda Guerra Mundial, os elásticos de borracha de látex continuam a ser o material preferido para os elásticos de Classe II. No entanto, preocupações recentes em relação à sensibilidade alérgica ao látex resultaram na proliferação de alternativas elásticas de borracha sintética. É provável que esta preocupação com a saúde reduza a utilização de borracha de látex no futuro.

Ao contrário dos elásticos de borracha que são colocados e removidos pelo paciente, essas molas são projetadas para serem ligadas diretamente ao aparelho ortodôntico e somente removidas pelo clínico. Esta forma de tração interarcos não tem sido muito aceite devido a problemas de quebra causados pela fadiga, higiene oral e conforto para o paciente. Normalmente, este tipo de tração tem sido utilizado apenas como último recurso, após uma má adesão contínua aos elásticos de látex.

Procedimentos clínicos para a utilização de tração interarcos de classe II

Preparação da dentição para tração interarcada de classe II

O uso de elásticos de Classe II deve ser limitado à dentição permanente com um aparelho ortodôntico fixo completo e fios de arco contínuo no lugar. Aparelhos extrabucais e aparelhos funcionais geralmente são indicados para uso durante a dentição mista.

Isso é principalmente para aproveitar ao máximo a aceleração do crescimento que frequentemente começa antes da erupção completa dos dentes permanentes. Porque os efeitos dos elásticos de Classe II são limitados ao movimento dentário sem nenhuma influência apreciável na relação esquelética, seu uso antes da erupção dos pré-molares e caninos seria contraindicado na maioria dos casos. Existe uma segunda razão importante para não usar a tração interarcos com erupção apenas parcial dos dentes permanentes.

As forças verticais associadas aos elásticos de Classe II tendem a extruir os incisivos superiores e os molares inferiores. Se o aparelho fixo for colocado apenas nos primeiros molares e incisivos, o efeito extrusivo é muito maior, devido à ausência de dentes adjacentes que possam servir para reforçar a ancoragem ou a resistência ao movimento extrusivo indesejado dos dentes. A preparação dos dentes para o uso de elásticos de Classe II envolve o alinhamento e o nivelamento das arcadas dentárias. Requer a colocação de fios de arco flexíveis iniciais que fornecem forças leves e contínuas, seguidos por fios progressivamente mais rígidos de forma sequencial até que fios de aço retangulares contínuos possam ser colocados sem gerar forças excessivas. Tanto o alinhamento como o nivelamento são necessários para que os dentes deslizem ao longo do fio da arcada.

Os dentes mandibulares precisam de deslizar para a frente e os dentes maxilares precisam de deslizar para trás em resposta à força horizontal dos elásticos de Classe II.

Se o alinhamento ou nivelamento for inadequado, o braquete irá mais facilmente se prender com o fio do arco e impedir o movimento horizontal dos dentes ao longo do fio. Por isso, antes da colocação dos elásticos inter-arcos, recomenda-se o uso de arcos de aço rectangulares para proporcionar uma rigidez adequada e reduzir o atrito.

Se o plano é ter o movimento dentário limitado a uma arcada mais do que a outra, um fio de arco de aço retangular grande que encaixa completamente na ranhura do bracket deve ser colocado na arcada onde se pretende uma alteração dentária mínima. Na maioria das más oclusões de Classe II, a menor alteração normalmente é indicada na arcada mandibular.

Força de fabrico e aplicação de tração interarcos de classe II

Os elásticos Interarch são fabricados numa grande variedade de tamanhos, variando na secção transversal do filamento elástico, bem como no comprimento. A variação destas duas caraterísticas determina a magnitude da força que está a ser aplicada para uma determinada quantidade de extensão ou estiramento do elástico.

Os fabricantes classificam os elásticos estipulando duas medidas: o diâmetro (polegadas ou milímetros) do círculo criado por um elástico passivo e a força (onças ou gramas) criada pelo estiramento do elástico num comprimento específico (a distância média entre o primeiro molar inferior e o canino superior). Desta forma, tanto a secção transversal como o comprimento do filamento elástico podem ser variados para fornecer ao clínico a força adequada quando o elástico é esticado numa determinada distância.

A magnitude da força necessária depende da situação clínica. Se for necessário movimentar um único dente (canino superior para distal ou molar inferior para mesial), é adequado selecionar um elástico que forneça cerca de 100 g (3 a 4 oz) por lado. Se for esperado que grupos de dentes ou arcadas inteiras sejam movimentados, é indicado aproximadamente 300 g por lado.

Estes níveis de força podem ser medidos com um medidor de força para assegurar a exatidão. Os elásticos de Classe II geralmente são colocados com os caninos superiores como os pontos de fixação maxilar e os primeiros molares inferiores como os pontos de fixação mandibular. Os elásticos interarcos podem ser colocados em ganchos que são integrais ou ligados aos braquetes, ou eles podem ser soldados, soldados, ou crimpados diretamente ao fio do arco. (fig.5.28)

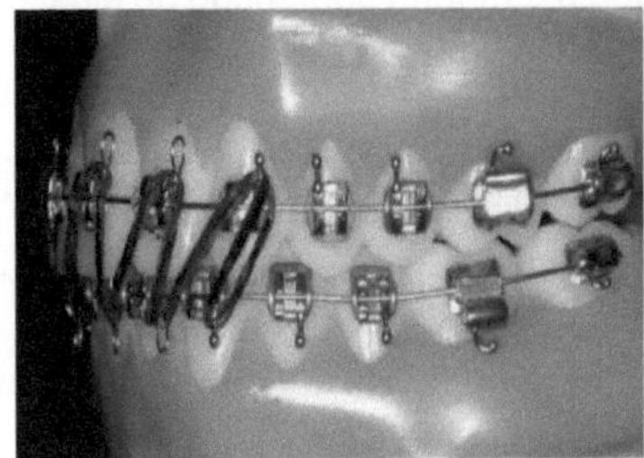
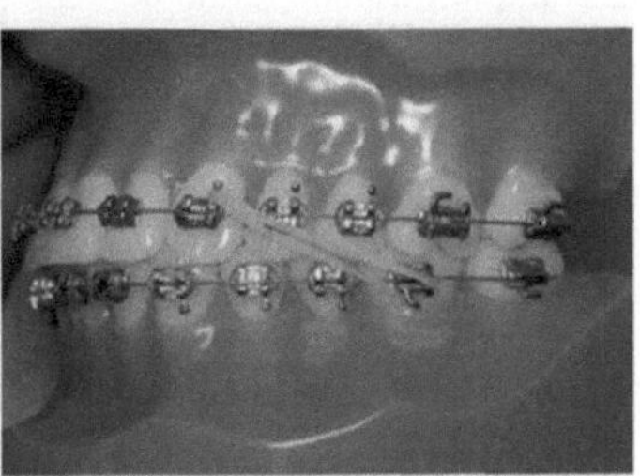
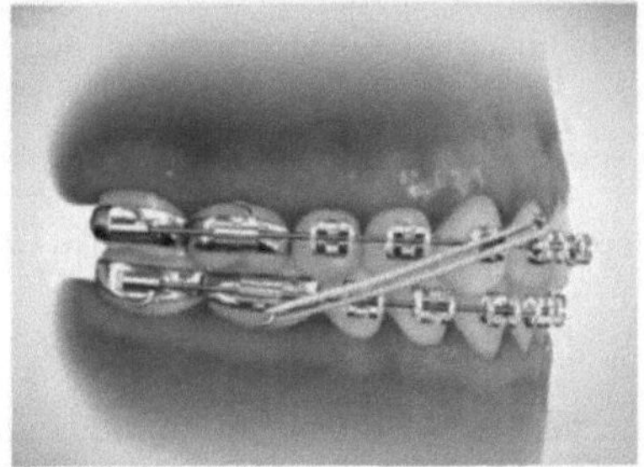

(fig.5.28)

Se se pretender mover dentes individuais ou grupos de dentes ao longo do fio da arcada, é necessário ter o ponto de fixação diretamente nos brackets desses dentes. Se toda a arcada dentária tiver de ser movimentada, o ponto de fixação no fio da arcada é uma opção.

O componente horizontal da força pode ser acentuado e o componente vertical pode ser enfatizado, fazendo com que os segundos molares inferiores sejam o ponto de fixação mandibular e os incisivos superiores sejam o ponto de fixação maxilar. Se estes pontos de fixação forem colocados mais próximos uns dos outros, a força horizontal torna-se mais limitada e a força vertical torna-se mais substancial.

Uma vez que o clínico tenha selecionado o tamanho apropriado de elástico e fornecido ganchos acessíveis para fixação, é importante demonstrar a colocação e remoção dos elásticos com o paciente e os pais. Normalmente é mais fácil colocar o elástico primeiro no ponto de fixação menos acessível, que é a fixação mandibular. Os ganchos precisam de ser estendidos lateralmente até ao ponto em que sejam facilmente acessíveis, mas não posicionados tão longe que irritem a mucosa bucal.

O paciente é então encorajado a colocar e remover os elásticos até que ele ou ela esteja confiante com o processo. O uso ótimo é de 24 horas/dia porque as forças contínuas movem os dentes de forma mais eficiente. A única altura em que devem ser removidos é enquanto come, limpa os dentes ou usa um protetor bucal. Foi demonstrado que os elásticos se deterioram no ambiente intra-oral. [96]Portanto, o paciente deve ser suprido com uma grande quantidade de elásticos para que eles possam ser substituídos pelo menos 2 ou 3 vezes por dia.

Gestão do tratamento com tração interarcos de classe II

Um período de aclimatação com aumento progressivo na duração do uso é normalmente desnecessário com elásticos interarcos devido às forças leves que estão a ser aplicadas. No entanto, o paciente deve esperar alguma dor ligeira durante a primeira semana de uso. A próxima consulta agendada não precisa ser em menos de 3 a 4 semanas, a não ser que o paciente tenha dificuldades com o manuseio do elástico, nesse caso a consulta deve ser o mais rápido possível. A primeira consulta de revisão oferece a oportunidade de monitorizar a adesão e determinar se está a haver progressos. Se não for evidente qualquer alteração apreciável após 4 a 6 semanas, a duração do uso ou a magnitude da força selecionada é inadequada.

Embora o uso extensivo de aparelhos extrabucais ou aparelhos funcionais por 6 ou mais meses seja frequentemente indicado para problemas de Classe II esquelética, o uso de elásticos de Classe II para correção de problemas de Classe II dentária é normalmente limitado a 3 a 6 meses de uso. O uso desses elásticos por mais tempo do que esse período de tempo geralmente resulta em extrusão excessiva dos incisivos superiores e molares inferiores. Isto pode resultar numa aparência cosmética pobre com exposição vertical excessiva dos incisivos, um sorriso gengival, e aumento da altura da face inferior com um plano mandibular mais inclinado.

Efeitos do tratamento com tração interarcos de classe II

Houve um período de tempo durante a primeira metade do século XX, devido em grande parte à influência de Edward Angle, quando se assumiu que os elásticos de Classe II tinham um efeito ortopédico. Com o advento da análise cefalométrica da resposta ao tratamento na década de 1940, tornou-se prontamente aparente que a melhoria nas más oclusões de Classe II com elásticos de Classe II foi o resultado do movimento dentário com efeitos esqueléticos insignificantes. Há algumas evidências recentes demonstrando que os elásticos de Classe II colocados por 14 horas diárias em ratos em crescimento podem ter um efeito estimulante no crescimento da cartilagem condilar mandibular em nível microscópico. Os autores desse estudo acreditam que esse efeito estimulante pode resultar em alongamento clinicamente relevante da mandíbula se o tratamento for iniciado durante o começo do surto de crescimento puberal.

Essa visão não é apoiada, entretanto, por numerosos estudos clínicos que demonstram que os efeitos dos elásticos de Classe II são limitados à dentição. A resposta dentária aos elásticos de Classe II é caracterizada por uma protracção substancial ou movimento mesial dos dentes mandibulares e, em muito menor grau, retração ou movimento distal dos dentes maxilares Porque os incisivos mandibulares podem já ter uma posição protrusiva causada pela compensação dentária, a protracção adicional desses dentes pode ser contra-indicada, Há também um componente vertical para o vetor de força produzido a partir de elásticos de Classe II, causando alguma extrusão de molares mandibulares e incisivos maxilares que acompanham as alterações ântero-posteriores.

Se for permitida a extrusão substancial desses dentes, o plano oclusal torna-se mais íngreme, girando para cima na região posterior e para baixo na região anterior. Embora isso diminua a sobremordida anterior, um benefício em muitas más oclusões de Classe II, isso será feito ao mesmo tempo em que a mandíbula é girada para fora, se o crescimento dos ramos mandibulares não acompanhar a quantidade de extrusão dos molares. Se isso ocorrer, a altura anterior da face e a inclinação do plano mandibular aumentarão, o que é indesejável se a altura original da face for normal ou longa. Como explicado anteriormente, a extrusão dos incisivos superiores devido ao uso de elásticos de Classe II pode resultar em uma exibição vertical excessiva desses dentes em relação ao lábio superior, criando uma aparência cosmética ruim caracterizada por um sorriso gengival. Os elásticos de Classe II também podem ser usados com gabaritos deslizantes para aplicar uma força distal nos molares superiores. No entanto, a extrusão dos molares inferiores a partir da força reativa limita esse método a pacientes que podem tolerar o aumento da altura da face inferior e têm algum crescimento vertical do ramo mandibular remanescente.

TRATAMENTO DA SUBDIVISÃO DA CLASSE II

Do ponto de vista prático, podem ser observados 2 tipos de má oclusão de subdivisão de Classe II:

Tipo 1: Caracterizado pelo posicionamento distal do primeiro molar inferior no lado da Classe II, e

Tipo 2: Caracterizado pelo posicionamento mesial do primeiro molar superior no lado da Classe II.

• Consequentemente, um desvio da linha média dentária mandibular para o lado da Classe II é mais frequente do que um desvio da linha média dentária maxilar para o lado oposto nas radiografias póstero-anteriores (PA) de pacientes com este tipo de más oclusões.

• Consequentemente, existe uma abordagem de tratamento óptima para cada tipo de má oclusão de Classe II subdivisão que o clínico deve incorporar nas opções disponíveis.

• Tendo em conta considerações estéticas, a correspondência das linhas médias dentárias com as linhas médias faciais é de primordial importância.

• Esta correspondência pode ser efectuada nos casos em que não existem assimetrias esqueléticas e a anomalia existe apenas nos segmentos dentoalveolares.

• As relações molares podem então ser variadas em ambos os lados com um acabamento de Classe II num lado com Classe I no outro lado ou Classe I em ambos os lados, mantendo os caninos em Classe I em ambos os lados.

- O estudo de Janson et al 2007 mostrou que os principais factores que contribuem para a subdivisão da Classe II são dentoalveolares e uma tendência para os indivíduos do tipo 1 apresentarem maior assimetria mandibular do que os do tipo 2, em comparação com o grupo de controlo.

Opções de tratamento:

A)	Abordagem sem extração

i. Distalização de molares

ii. Aparelho funcional fixo

B)	Abordagem de extração

i. Dois pré-molares maxilares e um pré-molar mandibular no lado da classe I - Acabamento molar de classe II num lado com classe I no outro lado com canino de classe I em ambos os lados

ii. Todas as 4 extracções de pré-molares - Molar e canino Classe I em ambos os lados

A)	**Abordagem sem extração**

i. Distalização de molares:

Indicações:

Quando a subdivisão se deve à migração mesial do molar superior com discrepância anterior ligeira a moderada, ligeiro desvio da linha média dentária.

ii. Aparelho funcional fixo (FFA):

Indicações:

Quando a subdivisão é devida ao posicionamento distal do segmento dentoalveolar com deslocamento da linha média mandibular no lado da Classe II.

Apenas a FFA do lado da classe II pode ser activada mais do que a do outro lado ou pode ser colocado um dispositivo FFA de tamanho superior no lado da classe II.

B)   Abordagem de extração

Esquema de extração:

i. Dois pré-molares maxilares e um pré-molar mandibular no lado da Classe I. (fig.6)

Acabamento molar de classe II num lado com classe I no outro lado com canino de classe I em ambos os lados

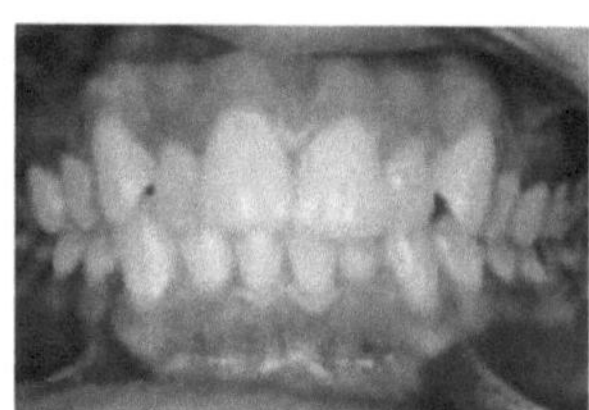

Subdivisão de classe II com desvio da linha média

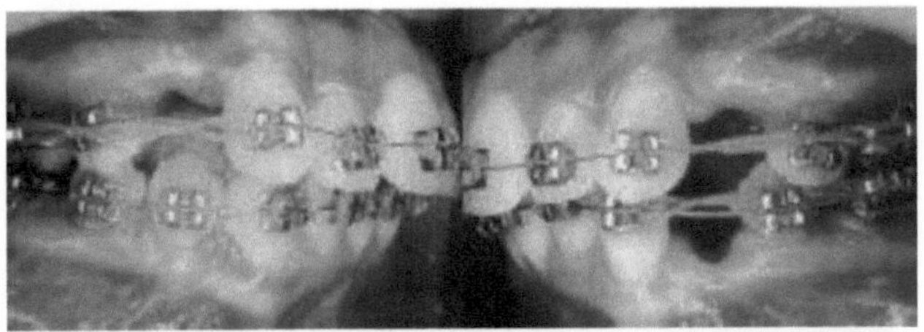

Extração de 2 pré-molares superiores e 1 pré-molar inferior

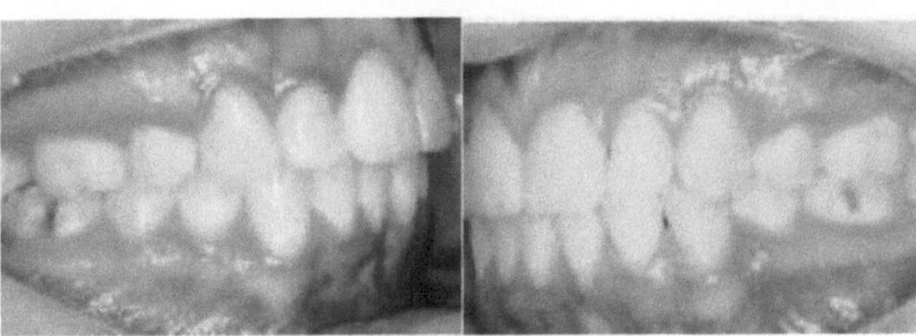

Acabamento com molar de classe II num lado e molar de classe I no outro
lado

(fig.6)

ii. Extrações de todos os 4 pré-molares - (fig.6.1))

Molar e canino Classe I em ambos os lados

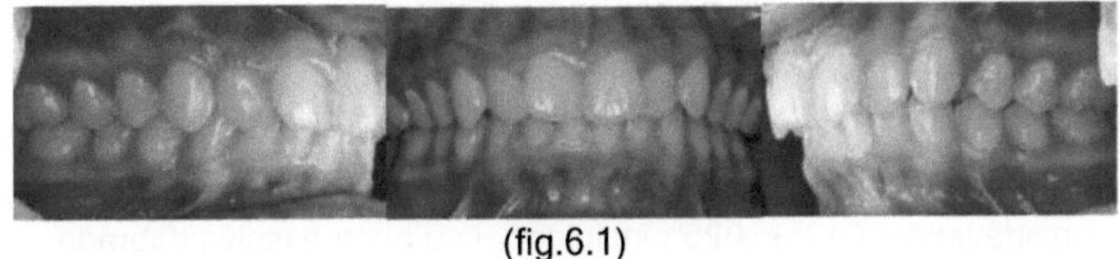

(fig.6.1)

Classe II subdivisão da má oclusão esquerda. A linha média maxilar tinha-

se deslocado 1 mm para a

direita e a linha média mandibular 2 mm para a esquerda em relação à

linha média facial.

(fig.6.2)

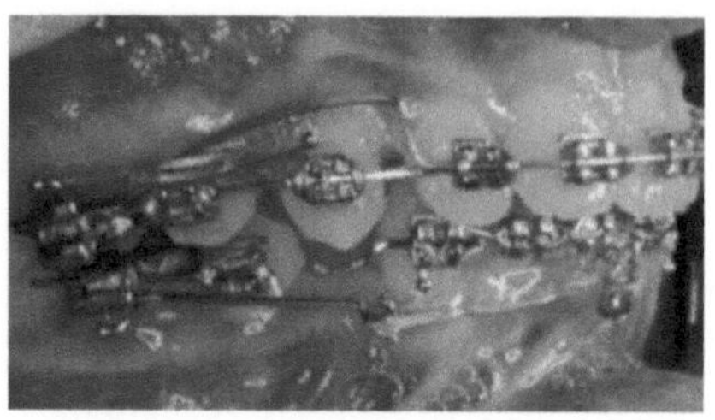

(fig.6.2)

Retração do canino superior utilizando um fio de pesquisa de aço

inoxidável .016" x .022" e um arco de intrusão Beta III CNA .017" x .025"

sobreposto, com cadeia elastomérica dos molares aos caninos. (fig.6.3)

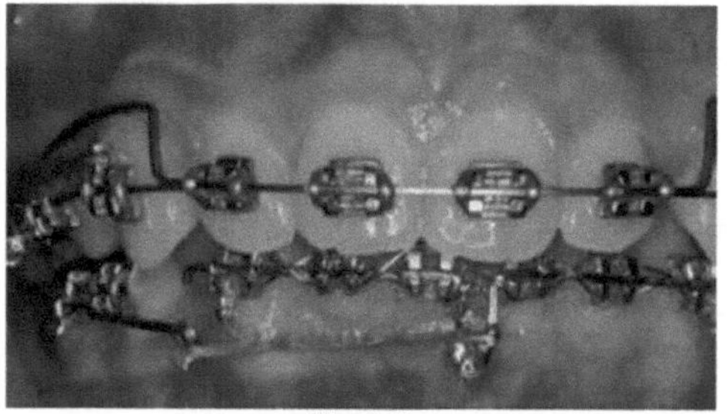

(fig.6.3)

Correção da linha média inferior com um fio segmentado de aço

inoxidável de .017" x .025", incluindo uma ansa passiva dobrada

apicalmente em direção ao centro anterior de resistência, e um cantilever

Beta III CNA de .017" x .025", dobrado para vestibular a partir do tubo do

primeiro molar inferior direito e ligado à ansa anterior com uma corrente

elastomérica.

(fig.6.4)

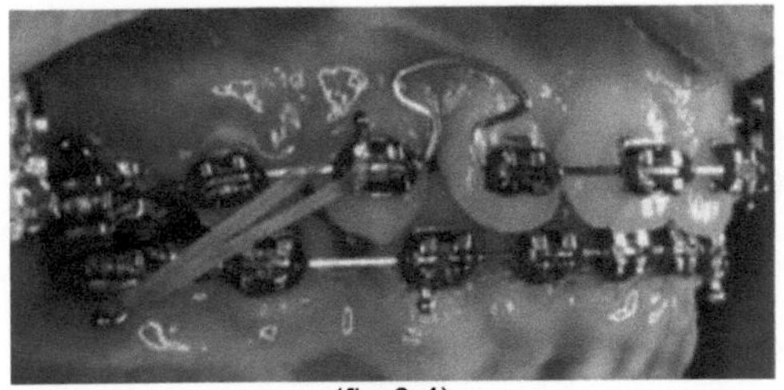

(fig.6.4)

Maxilar .017" x .025" Beta III CNA loops em cogumelo para retração dos
dentes anteriores superiores; mandibular .017" x .025" fio de aço
inoxidável com elásticos de Classe II para protracção simultânea dos
molares inferiores. (fig.6.5)

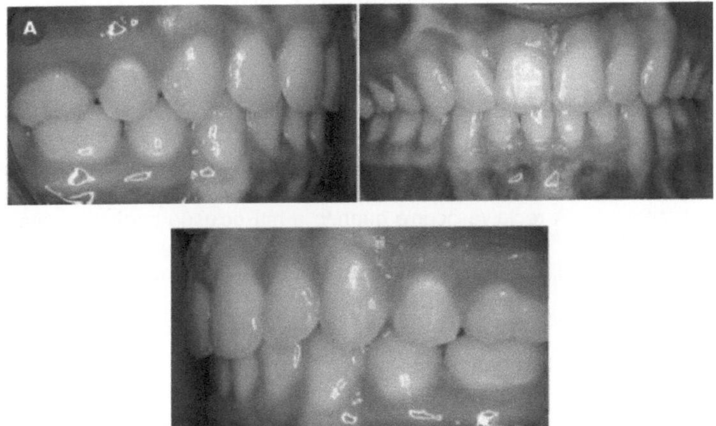

Caso acabado com molar e canino de classe I em ambos os lados

(fig.6.5)

RETENÇÃO

Definições:[13]

1.   Retenção:

De acordo com Joondephand Riedel, a retenção é a manutenção dos dentes em problemas estéticos e funcionais ideais.

2.   Estabilidade:

Segundo o dicionário Oxford, estabilidade é a condição de manter o equilíbrio.

3.   Estabilidade fisiológica:

Tem em conta acontecimentos como o crescimento e o desenvolvimento, o assentamento oclusal, as influências fisiológicas, os efeitos de ricochete resultantes da elasticidade dos tecidos e as influências neuromusculares mais difíceis de controlar.

4.   Recaída:

A palavra recidiva tem sido usada erradamente para designar alterações pós-tratamento. A recidiva ocorre quando a má oclusão corrigida volta a deslizar ou volta a uma condição anterior, especialmente após uma melhoria ou aparente melhoria.

<u>Estabilidade da má oclusão de Classe II div 1:</u>

•   Estudos realizados por **Little 1995, Alexander 1996, Artun 1996, Birkeland 1997**, comparando a estabilidade do tratamento da má oclusão de Classe II com 4 extracções de pré-molares e nenhuma extração, não encontraram diferenças significativas entre estes protocolos.

•	A longo prazo, a estabilidade do alinhamento dentário mandibular-anterior entre os protocolos de extração de 2 e 4 pregos na má oclusão de Classe II também foi semelhante, como demonstrado no estudo de **Janson et al. 2006.**

- No geral, o tratamento de más oclusões completas de Classe II com 2 extracções de pré-molares superiores ou 4 extracções de pré-molares teve uma estabilidade pós-tratamento a longo prazo semelhante.

<u>Estabilidade na má oclusão de Classe II div 2:</u>

i.	A redução do ângulo interincisal entre 125^2 - 135^2 e o estabelecimento de uma orientação entre os incisivos maxilares e mandibulares é importante para a estabilidade na correção da sobremordida. **Schudy, 1968** sugere um ângulo interincisal de 135^2 para estabilidade.

ii.	Tanto as forças musculares como o crescimento têm um papel no sucesso do tratamento destes doentes.

iii. Em pacientes adultos, o desenvolvimento vertical dos segmentos vestibulares não pode ser esperado e a estabilidade da abertura da mordida é questionável. **Strang, 1958** sugeriu que, nestes casos de sobremordida muito profunda, a extrusão dos dentes posteriores na ausência de crescimento vertical resultará num desequilíbrio muscular que causará uma recidiva da sobremordida corrigida.

iv. A recidiva da correção da mordida profunda é maior nos casos braquicefálicos.

v.	Muitos estudos mostram uma recidiva da mordida profunda na Classe

II div 2 tratada precocemente. A recidiva é devida a alterações nos incisivos inferiores proclinados, rotação do plano oclusal, rotações da mandíbula e crescimento mandibular tardio residual.

vi. Um plano de mordida anterior em indivíduos em crescimento como um retentor permitirá alguma extrusão dos posteriores e a manutenção da mordida corrigida.

vii. A largura do intercanino maxilar é relativamente estável em comparação com a largura do intercanino mandibular.

viii. O apinhamento anterior inferior aumenta com o aumento do tempo fora da contenção, com tendência para voltar à forma original. Por vezes, o apinhamento é maior do que o inicial. vii. Mas os dados relativos à estabilidade a longo prazo em casos tratados sem crescimento não são substanciais para qualquer conclusão.

Terapia funcional fixa em adultos:

Em pacientes tratados tardiamente, geralmente todos os dentes permanentes estão completamente erupcionados, promovendo assim uma boa interdigitação das cúspides dos dentes após a terapia funcional.

Os dentes numa intercuspidação estável de Classe I irão certamente transferir forças de crescimento da maxila para a mandíbula ou vice-versa e podem, portanto, coordenar o crescimento da maxila e da mandíbula, contrariando assim um padrão de crescimento pós-tratamento desfavorável. Portanto, uma intercuspidação estável é um fator essencial para a prevenção de recidivas pós-tratamento, tanto dentárias como esqueléticas.

Assim, os jovens adultos tratados com o aparelho de Herbst parecem ter condições ideais para a estabilidade oclusal a longo prazo.

Estabilidade após cirurgia ortognática

• Os dados actuais deixam claro que, embora a cirurgia ortognática moderna possa mover os maxilares e os segmentos dentoalveolares, dentro dos limites, em qualquer direção desejada, existem grandes diferenças na estabilidade e previsibilidade.

• **Tanya Bailey**[61] introduziu **o conceito de hierarquia de estabilidade** e agrupou os procedimentos em quatro categorias principais:

1. **O reposicionamento superior da maxila** é o procedimento ortognático mais estável, seguido de perto pelo **avanço mandibular** em pacientes com altura de face curta ou normal e menos de 10 mm de avanço.

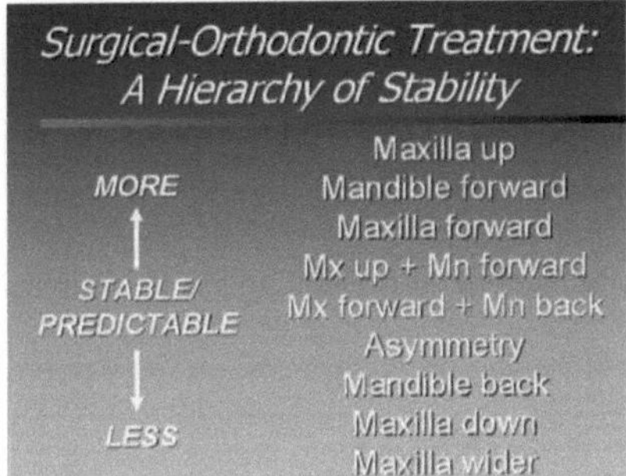

Ambos os procedimentos podem ser altamente estáveis e apresentam uma probabilidade superior a 90% de menos de 2 mm de alteração nos pontos de referência e quase nenhuma probabilidade de mais de 4 mm de alteração durante o primeiro ano pós-cirúrgico. O reposicionamento cirúrgico do queixo através da osteotomia do bordo inferior, o procedimento adjuvante mais prevalente, também é altamente estável e previsível.

2.	**O avanço do maxilar** cai na segunda categoria e pode ser descrito como estável. Com movimentos para a frente de distâncias moderadas (<8 mm), existe uma probabilidade de 80% de menos de 2 mm de alteração, uma probabilidade de 20% de recidiva de 2-4 mm e quase nenhuma probabilidade de mais de 4 mm de alteração.

3.	**O movimento descendente do maxilar** está na categoria problemática; se o maxilar for movido tanto para a frente como para baixo, é provável que o componente vertical recaia, embora o componente horizontal[has] tenha uma boa hipótese de ser retido.

4.	A correção da assimetria maxilar envolve normalmente a deslocação de um lado para cima para corrigir um plano oclusal inclinado e é normalmente realizada em conjunto com a cirurgia mandibular. O componente maxilar da cirurgia de assimetria também pode ser considerado estável segundo os mesmos critérios.

BIBLIOGRAFIA

1.	**Ravindra Nanda**: Estética e biomecânica em ortodontia

2.	**Ashley E. Manlove, Gerardo Romeo, Shankar Rengasamy Venugopalan.**CraniofacialGrowth:Current Theories and Influence on Management,2016

3.	**King L, Harris ER, Tolley EA.** Hereditariedade de variáveis cefalométricas e oclusais avaliadas a partir de irmãos com más oclusões evidentes. Am Orthod Dentofacial Orthop. 1993:104:121-131.

4.	**Nakasima A, Ichinose M, Nakata S, Takahama Y.** Factores hereditários na morfologia craniofacial das más oclusões de Classe II e Classe III de Angles. Am /Orthod. 1982-82-150-156.

5.	**Profitt WR:** Ortodontia Contemporânea, St Louis, CV Mosby, 1986.

6.	**Richard Macey, Badri Thiruvenkatachari, Kevin O'Brien e Klaus B. S. L. Batista.** A má oclusão e o tratamento ortodôntico têm impacto na saúde oral? Uma revisão sistemática e meta-análise.(Am J Orthod Dentofacial Orthop 2020;157:738-44)

7.	**Angle EH.** Treatment of Malocclusion of the Teeth (Tratamento da má oclusão dos dentes). Philadelphia, PA: SS White Dental Manufacturing Co, 1907

8.	**Bernabé E. Sheiham A. de Oliveira CM.** Impactos específicos da condição na qualidade de vida atribuídos à má oclusão por adolescentes com oclusão normal e má oclusão de classe I, II e III. Angle Orthod 2008;78(6):977-82

9.   **Kingsley NW:** Treatise on oral deformities as a branch of mechanical surgery, Nova Iorque, 1880, Appleton & Lange.

10.   **Caso C:** Dental orthopaedic and cleft palate, Nova Iorque, 1921, Les L Bruder.

11.   **Tweed CH:** Indicações para a extração de dentes em procedimentos ortodônticos, Angle Orthod 30:405-428, 1944.

12.   **Kloehn S:** Guiar o crescimento alveolar e a erupção dos dentes para reduzir o tempo de tratamento e produzir uma prótese e uma face mais equilibradas, Angle Orthod 17:10-33, 1947.

13.   **Kharbanda.** Orthodontics diagnosis and management of malocclusion and dentofacial deformities. Elsevier, Índia, 1st edtn;2009: 20-27

14.   **Shridhar premkumar** :TB of orthodontics, Ed 3rd

15.   **Steven J. Lindauer.** Planeamento do tratamento ortodôntico em Biomecânica na Ortodontia Clínica. W.B.Saunders Co.1997:23-49.

16.   **Salzmann J. A.** Análise de oito tipos de má oclusão de Classe II Divisão 1. Em Practice of Orthodontics. J. B. Lipincott Comp,1966;vol 2:633-660

17.   **Karad A.** Ortodontia Clínica. Elsevier, India;2010:67-148,183-206.

18.   **Guilherme Janson.** Variáveis relevantes do tratamento da má oclusão de Classe II. R Dental Press Ortodôntica Facial 2009;14(4):149-157

19.   **Bishara S**. Tratamento das más oclusões de Classe II. In: Textbook of Orthodontics. Saunders Philadelphia;2001:335-362

20.   **Daskalogiannakis J, McLachlan KR:** Canine retraction with rare earth magnets: an investigation into the valid ity of the constant force hypothesis, Am Orthod Dentofacial Orthop 109:489-495, 1996.

21.   **Graber TM. Chung DDB, Aoba JT:** Dentofacial orthopaedics versus orthodontics, J Am Dent Assoc 75:1145-1166, 1967

22.   **Graber TM:** Extraoral force: facts and fallacies, Am | Orthod 41:490505, 1955.

23.   **Stevenson S et al:** Is longitudinal bone growth influenced by diurnal variation in the mitotic activity of chondrocytes of the growth plates? J Orthop Res 8:132 135, 1990.

24.   **Tulloch JFC, Phillips C, Proffit WR:** Benefício do tratamento precoce da Classe II - relatório de progresso de um ensaio clínico aleatório de duas fases, Am Orthod Dentofacial Orthop 113:62-72, 1998

25.   **John TP.** Change in form and size in the mandible in the orthopedically treated Macacairia (an experimental study), Trans Eur Orthod Soc 161-173, 1968.

26.   **Ghafari J et al:** Headgear versus function regulator in the early treatment of Class II division 1 malocclusion: a randomized clinical trial, Am J Orthod Dentofacial Orthop 113:51-61, 1998.

27.   **Bishara SE, Ziaja RR.** Aparelhos funcionais: uma revisão. Am J Orthod Dentofacial Orthop. 1989;95(3):250-258: Mar; Revisão.

28. **Wahl N.** Orthodontics in 3 millennia Chapter 9 functional appliances tomidcentury. Am J Orthod Dentofacial Orthop. 2006;129(6):829-833: Jun; PubMed PMID: 16769503. 3. Hawley CA. Os princípios e a arte da retenção. Trans Eur Orthod Soc. 1922-;1923:5-14.

29. **Andresen V, Haupl K, e Petrik L. Funktionskieferorthopadie.** ed., Lisboa.

5. Johann Ambrosius Barth, Barth, München; 1953 citado de Wieslander L, Lagerstrom L. The effect of activator treatment on class II malocclusions. Am J Orthod 1979 Jan; 75(1):20- 6. PubMed

30. **Bimler HP.** Entrevista com o Dr. H.P. Bimler sobre aparelhos funcionais. J Clin Orthod. 1983;17(1):39-49: Jan; PubMed

31. **McNamara Jr JA. Rolf Frankel1908-2001** (in memoriam). Am J Orthod Dentofacial Orthop. 2002;121:238-239.

32. **Clark W.** Conceção e gestão de blocos gémeos: reflexões após 30 anos de utilização clínica. J Orthod. 2010;37(3):209-216: 10.1179/14653121043110, PubMed

33. **Vardimon AD, Graber TM, Voss LR, Muller TP.** Modus operandi do aparelho ortopédico magnético funcional (FOMA) III. Am J Orthod Dentofacial Orthop. 1990;97(2):135-148: Feb; PubMed

34. **Herren P.** O modo de ação do ativador. Am J Orthod. 1959;45:512-527.

35. **Schmuth GP.** Marcos no desenvolvimento e aplicação prática de aparelhos funcionais. Am J Orthod. 1983;84(1):48-53: Jul; Revisão.

PubMed PMID: 6346890.

36.	**Daniel Sawrie FC.** Avaliação cefalométrica da bionaterapia no tratamento precoce das más oclusões de classe II. Tese de Mestrado em Ciências Dentárias, Centro de Ciências da Saúde. Universidade do Tennessee, Tennessee, maio de 2008.

37.	**Melo ACM, dos Santos Pinto A, da Rosa Martins JC, Martins LP, SakimaMT.**Componentes ortopédicos e ortodônticos da correção da má oclusão de Classe II divisão 1 com o bionator de Balters. World J Orthod. 2003;4:237- 242.

38.	**McNamara Jr JA, Huge SA.** O aparelho de Frânkel (FR-2): preparação do modelo e construção do aparelho. Am J Orthod. 1981;80(5):478-495: Nov; PubMed PMID: 7030081.

39.	**Falck F, Frankel R.** Relevância clínica do avanço mandibular passo-a-passo no tratamento da retrusão mandibular com o aparelho de Frânkel. Am J Orthod Dentofacial Orthop. 1989;96(4):333-341: Oct; PubMed PMID: 2801639.

40.	**Clark WJ.** A técnica de tração em bloco duplo. Eur J Orthod. 1982;4(2):129-138: maio; PubMed PMID: 6955177.

41.	**Clark WJ.** A técnica do bloco duplo: um sistema de aparelho ortopédico funcional. Am J Orthod Dentofacial Orthop. 1988;93(1):1-18: Jan; PubMed PMID: 3422118.

42.	**Clark W.** Conceção e gestão de blocos gémeos: reflexões após 30 anos de utilização clínica. J Orthod. 2010;37(3):209-216: Sep; PubMed

PMID: 20805350.

43.	**Graber TM, Rakosi T, Petrovic AG.** Ortopedia dento-facial com aparelhos funcionais. 2ª ed. St Louis: Mosby Year Book; 1997.

44.	**Clark WJ.** A técnica do bloco duplo: parte 1. Funct Orthod. 1992;9(5):32-34: Set-Out 36-7 PubMed PMID: 1452059.

45.	**Clark WJ.** A técnica do bloco duplo: parte 2. Funct Orthod. 1992;9(6):45-49: Nov-Dez PubMed PMID: 1343338

46.	**Chayanupatkul A, Rabie AB, Hagg U.** Resposta temporomandibular à remoção precoce e tardia de dispositivos de salto com mordida. Eur J Orthod. 2003;25(5):465-470: Out; PubMed PMID: 14609014.

47.	**Hayes P:** Correção da retrognatia por osteotomia em "C" modificada do ramo e osteotomia sagital do corpo mandibular. Oral Surgery 31:682686, 1973.

48.	**kole H** Operações cirúrgicas no rebordo alveolar para correção de anomalias oclusais Oral Surgery 12277-288, 1959.

49.	**Trauner R. Obwegeser H:** The surgical correction Ofmandibular protruathism and retrognathia with consideration of genioplasty, Oral Surgery 10:787-792, 1957

50.	**Bell WH:** Correção da mordida aberta anterior de tipo esquelético. Oral Surg 29:706-714, 1971.

51.	**Turvey TA:** Mobilização simultânea da maxila e da mandíbula: técnica cirúrgica e resultados, Oral MaxillofacialSurg 40:96-99, 1982.

52.	**Iseri e Ozsoy.** Expansão semirrápida da maxila - Um estudo dos efeitos transversais a longo prazo em adolescentes e adultos mais velhos.Angle Orthod 2004;74:71- 78.

53.   **Gill, Naini, McNally e Jones**. A Gestão de Deficiência maxilar transversal.Dent Update 2004; 31: 516-523

54.   **Steven J. Lindauer.** Planeamento do tratamento ortodôntico em Biomecânica na Ortodontia Clínica. W.B.Saunders Co.1997:23-49.

55.   **Tonya Volk, Sadowsky, BeGole e Boice**. Expansão rápida do palato para correção espontânea da Classe II. Am J Orthod Dentofacial Orthop 2010;137:310-5

56.   **McNamara e Brudon**. Discrepâncias entre o tamanho do dente e o tamanho da arcada. In: Ortodontia e ortopedia dento-facial. Needham Pr. Michigan 200:57

57.   **Dibbets JMH**. Rotação e alargamento da mandíbula. Am J Orthod Dentofacial Orthop. 1990;98:29-32.

58.   **Kinzinger, Eren e Diedrich.** Efeitos do tratamento de aparelhos intra-orais com desenhos de ancoragem convencionais para molardistalização maxilar não-conformidade. Uma revisão da literatura. Eur J Orthod30 2008:558-71.

59.   **Pablo Echarri.** Tratamento da má oclusão de Classe II. Centro de Ortodoncia y ATM, Ladent, SL.2010

60.   **Papadoupaulos.** Tratamento ortodôntico de Classe II não-conformes paciente. Mosby.2006:9-20

61.   **Bailey.** Estabilidade e previsibilidade da cirurgia ortognática. Am J Orthod

Dentofacial Orthop 2004;126:273-77.